Christian Weismantel

# Von der Notwendigkeit seniorengerechter Hilfsmittel bis zur Markteinführung

Bachelor + Master
Publishing

**Weismantel, Christian: Von der Notwendigkeit seniorengerechter Hilfsmittel bis zur Markteinführung, Hamburg, Diplomica Verlag GmbH 2012**
Originaltitel der Abschlussarbeit: Der Einsatz eines Notfallassistenten für hilfebedürftige Personen unter rechtlichen Aspekten

ISBN: 978-3-86341-340-8
Druck: Bachelor + Master Publishing, ein Imprint der Diplomica® Verlag GmbH, Hamburg, 2012
Zugl. Fachhochschule Frankfurt am Main, Frankfurt am Main, Deutschland, MA-Thesis / Master, 2012

**Bibliografische Information der Deutschen Nationalbibliothek:**
Die Deutsche Nationalbibliothek verzeichnet diese Publikation in der Deutschen Nationalbibliografie; detaillierte bibliografische Daten sind im Internet über http://dnb.d-nb.de abrufbar.

Die digitale Ausgabe (eBook-Ausgabe) dieses Titels trägt die ISBN 978-3-86341-840-3 und kann über den Handel oder den Verlag bezogen werden.

# Inhaltsverzeichnis

# 1. Einführung

Im Verlauf meines Masterstudiums haben wir in einem Projekt zusammen mit anderen Fachdisziplinen mit der Entwicklung technischer Lösungen für hilfsbedürftige Menschen begonnen. Eine solche Lösung kann der Notfallassistent sein. Dieser besteht aus einem im Wohnumfeld mobilen Teil und aus fest im Wohnumfeld installierten Einheiten. Alle Teile sind mit einem W-Lan Netzwerk verbunden. Zudem besteht die Möglichkeit bei Bedarf Hilfe von einem Pflegestützpunkt oder von Nachbarn anzufordern (s. 5.7. Der Notfallassistent).

Die Idee des Entwickelns und Anwendens technischer Lösungen zum momentanen Zeitpunkt lässt sich mit verschiedenen Begebenheiten begründen (s. 2.2. Relevanz). Zu bedenken sind auch die Entwicklungszeiten technischer Lösungen, wie z.B. dem Notfallassistenten. Würde heute z.B. bedingt durch den demographischen Wandel ein Bedarf festgestellt werden, kann die Produktion von Notfallassistenten ohne eine vorherige Entwicklungszeit nicht starten.

Werden nun Pflegekräfte personell durch technische Lösungen unterstützt und entlastet, so muss die technische Lösung auch für den Endkunden (Versicherten) finanzierbar sein.

Bezogen auf den momentan stattfindenden demographischen Wandel mit seinen möglichen Auswirkungen auf den Pflegemarkt und den vorherrschenden Arbeitsbedingungen könnten technische Lösungen Personal entlasten.

## 1.1. Der demographische Wandel

Der demographische Wandel in der Bundesrepublik Deutschland bezieht sich auf Erkenntnisse der Demographie als wissenschaftliche Disziplin. Diese beschäftigt sich mit der Verteilung von Bevölkerungszahlen anhand von relevanten Merkmalen, sowie mit durch Geburten, Sterbefällen und Zuwanderung veränderten Strukturen. Die Zu- und Abwanderung, Sterblichkeit, Fruchtbarkeit und andere Prozesse können die Struktur und den Umfang einer Bevölkerung auf einen bestimmten Zeitpunkt gesehen beeinflussen. Zur Strukturierung einer Bevölkerung werden Gliederungskategorien gebildet. Diese können z.B. Vitalstruktur, Sozialstruktur und Regionalstruktur sein. Mit der Vitalstruktur wird nach Alter und Geschlecht gegliedert. Die Sozialstruktur gliedert die Einkommensgröße, den Familienstand und den Erwerbsstatus. Hinzu kommt noch die Gliederung nach politischen und geographischen Gebieten, die Regionalstruktur.[1]


## 1.2. Relevanz

Bedingt durch den demographischen Wandel können Veränderungen auf dem Arbeitsmarkt auftreten, die den Einsatz eines Notfallassistenten notwendig machen. Das Angebot von Arbeitskräften auf dem Arbeitsmarkt der Bundesrepublik Deutschland wird sich in Zukunft verändern. Der Bedarf an Fachkräften auf dem Arbeitsmarkt wird steigen und die Anzahl der erwerbstätigen Fachkräfte wird zurückgehen. Diese Entwicklung verursacht einen flächendeckenden Fachkräftemangel. Auch die ansteigende Zahl von Zuwanderern wird den Fachkräftemangel im besten Fall zeitlich verzögern und nicht aufhalten können. Demnach werden Menschen mit einer beruflichen Qualifikation auf dem Arbeitsmarkt der Zukunft bessere Chancen auf einen Arbeitsplatz erhalten. Für Ungelernte und Hilfskräfte wird der Bedarf hingegen sogar leicht abfallen. Bezogen auf den Pflegemarkt wirkt neben der Anzahl von ausgebildeten und dem Markt zur Verfügung stehenden Pflegekräften, auch die Beschäftigungsstruktur auf die zeitliche Entwicklung des Fachkräftemangels ein. Schon im Jahr 2005 blieben 39.000[2] Vollzeitstellen im Bundesgebiet unbesetzt. Für die Auswirkung auf die Beschäftigungsstruktur sind die Wochenarbeitszeit und die Anzahl der Vollzeit-, Teilzeitstellen und der Minijobber wichtige Faktoren. Dies kann man sich so vorstellen, dass eine bestimmte Anzahl von Pflegekräften dem Markt zur Verfügung steht. Der Markt benötigt eine bestimmte Anzahl von zu erbringenden Pflegestunden. Arbeitet jede Pflegekraft nur wenige Stunden, werden mehr Pflegekräfte benötigt. Arbeitet im Gegensatz dazu jede Pflegekraft auf einer vollen Stelle, werden weniger Pflegekräfte benötigt und der Fachkräftemangel wird somit etwas minimiert. Eine relativ hohe Anzahl von Teilzeitstellen und Minijobbern ist auf einen hohen Frauenanteil in den Pflegeberufen von 84% zurückzuführen.

---

[1] vgl. Rühl, S. 11 ff

[2] vgl. Afentakis, et al.

Tendenziell arbeiten Frauen in Ostdeutschland mehr auf Vollzeitstellen. Zudem haben Pflegekräfte in Ostdeutschland oftmals eine höhere Wochenarbeitszeit als ihre Kollegen in Westdeutschland. Würden im gesamten Bundesgebiet ostdeutsche Beschäftigungsstrukturen aufzufinden sein, so würde die Zahl der Pflegevollzeitstellen im gesamten Bundesgebiet um 9,5% steigen.[3] Damit würde der Fachkräftemangel etwas sinken. Zur Darstellung gibt es verschiedene Hochrechnungen. Je nach Rechenmodell könnte bis zum Jahr 2016 oder 2019 der Bedarf an ausgebildeten Pflegekräften gedeckt werden, wenn Beschäftigungsstrukturen wie in Ostdeutschland im gesamten Bundesgebiet vorlägen. Liegen diese nicht vor, können personelle Engpässe bis dahin mit angelernten und unausgebildeten Pflegekräften kompensiert werden. Im Jahr 2025 werden je nach Rechenmodell zwischen 64.000 und 121.000 Vollzeitstellen in Pflegeberufen unbesetzt bleiben.[4] Dies sind weitere Gründe die für den Einsatz und für die Notwendigkeit personalunterstützender und entlastender Techniken sprechen.

Eine Entlastung von Pflegekräften durch technische Lösungen, wie dem Notfallassistenten, könnten meiner Meinung nach dem Fachkräftemangel entgegenwirken.

In Zeiten steigender Anforderungen im Gesundheitssektor ist bei gering vorhandenem Kapital Vertrauen eine Grundvoraussetzung für eine gute Zusammenarbeit aller an der Versorgung Beteiligten. Die bei Patienten und bei professionell im Gesundheitswesen tätigen Berufsgruppen vorhandenen Ängste sollten reduziert werden. Durch die Zusammenführung verschiedener Berufskulturen entstehen neben dem Abbau von Ängsten auch neue Chancen.[5]

Eine solche Chance könnte die berufsgruppenübergreifende gemeinsame Entwicklung des Notfallassistenten zur Unterstützung des menschlichen Personals sein.

Ein weiteres Argument für die Entwicklung solcher technischer Hilfsmittel lässt sich aus kulturellen Verhaltensweisen und aus der Bevölkerungsalterung ableiten.

---

[3] vgl. Afentakis, et al.

[4] vgl. Afentakis, et al.

[5] vgl. Lohmann, S.58 ff

### 1.2.1. Bevölkerungsalterung und Pflegebedürftigkeit

Die Bevölkerungsalterung nimmt bedingt durch eine steigende Lebenserwartung zu. Der Grad der Nachfrage nach Pflegeleistungen hängt nicht nur von den Umständen des demographischen Wandels ab. Es gibt auch Annahmen, die Pflegebedürftigkeit würde bei den meisten Menschen zeitlich nach hinten verschoben werden. Demnach würde die Nachfrage nach Pflegeleistungen nicht so stark ansteigen. Der Anstieg würde sich hauptsächlich auf die höhere Anzahl von älteren Menschen und nicht auf eine Verlängerung der pflegebedürftigen Zeit, bedingt durch eine höhere Lebenserwartung, beziehen. Eine andere theoretische Annahme geht von einem Zusammenhang zwischen Kalenderalter und Pflegebedürftigkeit aus. Nach dieser würde es einen stärkeren Anstieg der Pflegebedürftigen geben. Zudem sollte mit einer Veränderung der Krankheitsbilder von Pflegebedürftigen gerechnet werden. Ein Beispiel hierfür ist die starke Zunahme der Demenzerkrankungen mit der Steigerung des Lebensalters. Jährlich ziehen bis zu einem Viertel der im häuslichen Umfeld lebenden Demenzkranken in eine stationäre Pflegeeinrichtung. Dies bedingt eine Verschiebung vom ambulanten in den stationären Bereich. Nach Hochrechnung der Anzahl der Demenzkranken im Bundesgebiet soll es im Jahr 2050 zwischen 240% und im schlimmsten Fall 325% mehr Demenzkranke geben.[6]

Bei demenzkranken Menschen können technische Hilfsmittel am Beispiel des Notfallassistenten unterstützend dazu beitragen, dass der Versicherte im ambulanten Bereich wohnen bleiben kann.


### 1.2.2. Verhalten von pflegebedürftigen Migranten

Aus soziokulturellen Gründen nehmen ausländische Pflegebedürftige nur ein geringes Maß an Pflegeleistungen von professionellen Anbietern in Anspruch. Verglichen mit deutschen Senioren leben Senioren mit Migrationshintergrund oftmals in Mehrgenerationenhaushalten. In diesen gibt es eine hohe Pflegebereitschaft gegenüber den älteren Verwandten. Der Familie gegenüber verspüren Migranten oft ein hohes Maß an Solidarität. Gegensätzlich verspüren die pflegebedürftigen

---

[6] vgl. Klie, et al., S.7 ff

Mitglieder dieser Migrantenfamilien das Bedürfnis nach Pflege und Betreuung im Rahmen der eigenen Familie. Neben den soziokulturellen Ursachen gibt es noch Zugangsbarrieren zu Informationen über Leistungsansprüche als Ursachen der geringen Inanspruchnahme professioneller pflegerischer Leistungen. Diese Barrieren können im Bereich der Kommunikation liegen und werden durch Verständigungs- und Sprachprobleme verursacht. In Zukunft sollte mit einem Wandel im familiären Denken der ausländischen Bevölkerung gerechnet werden. Demnach wird zukünftig auch die Nachfrage nach professioneller pflegerischer Leistung steigen. Allgemein werden momentan im Bundesgebiet größtenteils Pflegebedarfe im engen familiären Kreis und somit im ambulanten Bereich abgedeckt. An dieser Stelle stellt sich die Frage, ob der heutigen Generation im Alter genügend jüngere Menschen im engen Verwandtschaftsgrad zur Verfügung stehen. Nennenswerte soziodemographische Änderungen durch eine Abnahme der jüngeren Familienangehörigen werden erst ab dem Jahr 2030 auftreten. Wird sich die Annahme bis dahin bestätigen, wird es auch in Migrantenfamilien zu pflegerischen Engpässen in der Versorgung durch Familien-angehörige im ambulanten Bereich kommen.[7]

Auch hier kann ein Notfallassistent bei Wegfall von Familienangehörigen bis zu einem gewissen Maß unterstützen, Hilfen übernehmen und Sicherheit geben.


### 1.2.3. Krankheitsrisiken

Einen weiteren wichtigen Aspekt stellt der Zusammenhang zwischen Krankheit und Lebensalter dar. Das Krankheitsrisiko, das Risiko der Multimorbidität (an mehreren Krankheiten gleichzeitig zu erkranken) und das Risiko an chronischen Krankheiten zu erkranken nimmt mit steigendem Alter statistisch gesehen zu.[8] Die Risiken werden allerdings auch in das vierte Lebensalter (ab 80 Jahren) verschoben. Nach der Expansionsthese steigt das Krankheitsrisiko im Alter auf Grund des medizinischen Fortschrittes und des individuellen Fehlverhaltens. Der medizinische Fortschritt lässt Mediziner Krankheiten frühzeitiger erkennen und verlängert somit die Lebenszeit. Somit leben ältere Menschen länger mit ihren Krankheiten und diese können

---

[7] vgl. Klie, et al., S.7 ff

[8] vgl. Zimmermann, S. 24 ff

chronisch werden. Hieraus kann ein Pflege- oder Betreuungsbedarf entstehen. Hingegen geht die modernere Kompressionsthese von einer Verschiebung der gesundheitlichen Belastungen in ein höheres Alter aus. Demnach würde sich die Anzahl der gesunden Lebensjahre verlängern. Im letzten Lebensabschnitt kann es zu Erkrankungen kommen. Diese müssen allerdings nicht zwangsläufig auftreten. Zudem scheint es Zusammenhänge zwischen dem Krankheitsrisiko, der Sterblichkeit und dem sozioökonomischen Status zu geben. Wird von einer unterschiedlichen Gesundheitsentwicklung in unterschiedlich hohen sozialen Schichten ausgegangen, so kann die These vertreten werden, dass das Krankheitsrisiko nicht nur vom Lebensalter sondern auch von der Zugehörigkeit der sozialen Schicht beeinflusst wird.[9]

Eine Problematik könnte auftreten, wenn die ärmeren Menschen eher auf technische Hilfsmittel angewiesen sind und diese nicht von den Kassen übernommen werden. Für diese Zielgruppe kann die Hilfe eines Notfallassistenten sinnvoll erscheinen. Es ist allerdings zu überlegen, ob gerade die ärmeren Menschen über ausreichende monetäre Mittel verfügen, um sich eine solche technische Lösung wie den Notfallassistenten leisten zu können.


## 1.2.4. Gesellschaftliche Veränderungen

Auch die durch die gesellschaftlichen Veränderungen bedingte Kostenentwicklung und deren Verschiebungen könnten technische Lösungen lukrativ machen. Die Zunahme der Singlehaushalte könnte in den nächsten Jahrzehnten im Fall einer Pflegebedürftigkeit der Singles ein nennenswerter Kostenfaktor für Kranken- und Pflegekassen werden. Dies begründet sich daraus, dass eine Versorgung im ambulanten Bereich durch Familienangehörige nicht gewährleistet werden kann. Dem gegenüber steht eine finanzielle Entlastung im Bereich der rückläufigen beitragsfreien Familienversicherungen. Eine weitere Veränderung ergibt sich im Bereich der erwerbsfähigen Personen. Diese Änderung ergibt sich aus der rückläufigen Zahl der erwerbsfähigen Personen. Demzufolge könnte der Generationenvertrag ernsthaft gefährdet sein, da die durch die alten Menschen anfallenden Kosten (z.B. Rentenzah-

---

[9] vgl. Zimmermann, S. 24 ff

lungen) durch die Einzahlungen der jüngeren arbeitenden Menschen nicht mehr gedeckt werden können. Allerdings ist eine Kompensation durch eine steigende Erwerbstätigkeit von Frauen und der Erhöhung des Rentenalters möglich.[10]

Auch alleine lebende Personen (Singles) könnten im Alter von dem Gebrauch eines Notfallassistenten profitieren. Sie könnten im Fall eines auftretenden Hilfsbedarfes länger im eigenen Wohnumfeld bleiben und ambulant versorgt werden.

---

[10] vgl. Sachverständigenrat für die Konzentrierte Aktion im Gesundheitswesen (1996): Gesundheitswesen in Deutschland, Band I, S. 24

## 2. Fragestellung

In dieser Arbeit möchte ich rechtliche Aspekte zum Einsatz eines Notfallassistenten in der Praxis erörtern. Die erste von mir bearbeitete Fragestellung bezieht sich auf das Bürgerliche Gesetzbuch (BGB). Zu diesem besteht der erste Bezug im Vertrags- und Haftungsrecht. Die durch die Nutzung des Notfallassistenten entstehenden vertraglichen Bindungen sollen dargelegt werden. Zudem wird die Frage bearbeitet, ob jemand und wer in einem eintretenden Haftungsfall im Rahmen des Haftungsrechtes belangt werden kann. Außerdem wird der Unterschied des BGB zum Produkthaftungsgesetzt (ProdHaftG) dargelegt.

Die Finanzierung des Notfallassistenten bezieht sich auf die Anschaffungs- und Betriebskosten. In diesem Zusammenhang ist die Frage zu beantworten, ob diese Kosten von der gesetzlichen Krankenkasse übernommen werden können. Zudem soll geprüft werden, ob die gesetzliche Pflegekasse die Kosten als wohnfeldverändernde Umbaumaßnahmen übernimmt. Die Frage von anfallenden Eigenanteilen an Anschaffungs- und Betriebskosten ist zu klären.

Zur Beantwortung der Frage nach der Sinnhaftigkeit eines Notfallassistenten wird eine Rentabilitätsprüfung durchgeführt. Diese soll die anfallenden Kosten der Anschaffung und des Einsatzes eines Notfallassistenten mit dem Nutzen für hilfsbedürftige Menschen vergleichen. An Hand dieses Vergleichs wird abgeleitet, ob die anfallenden Kosten im Verhältnis zum erbrachten Nutzen stehen.

Ärzte können Hilfsmittel aus dem Hilfsmittelverzeichnis verordnen. Demnach werde ich die Bedingungen einer Aufnahme eines Hilfsmittels in das Hilfsmittelverzeichnis recherchieren. Weiterführend werde ich die Möglichkeiten und Kriterien einer Aufnahme des aus mobilen und aus im Wohnraum fest installierten Teilen bestehenden Notfallassistenten in das Hilfsmittelverzeichnis der gesetzlichen Krankenversicherung abklären.

# 3. Methodisches Vorgehen / systematische Literaturrecherche und deren Ergebnisse

Ausgehend vom AIIPS-Projekt in meinem Masterstudium habe ich die dieser Arbeit zu Grunde liegende Fragestellung abgeleitet. Die angewendete Methode ist die systematische Literaturrecherche. Deren Dokumentation wurde in einer Exceltabelle festgehalten (s. Anlage 01). Sie beinhaltet Angaben der Datenbank, des Suchbegriffes (Schlüsselwörter), Anzahl der gefundenen Treffer, Anzahl der verwendeten Suchtreffer, die Einstellungen der verwendeten Datenbank (z.B. Filter, zu durchsuchende Kataloge, etc.), die Suchart, verwendete Ergebnisse (Literaturtitel).

Im nächsten Schritt wurde die Datenbank destatis des Statistischen Bundesamtes nach objektiven Daten durchsucht. Die verwendete Suchart war die „einfache Suche". Weitere Einstellungen wurden nicht vorgenommen. Zur Recherche wurden diese Suchbegriffe verwendet:

(1) demographischer Wandel Gesundheitssystem, (2) Fachkräftemangel Pflege

In der Datenbank REHADAT wurde mit der Suchart „einfache Suche" nach dem Suchbegriff „Hilfsmittel" recherchiert. Hierfür wurden „Recht, Suche nach Urteilen" als Einstellungen ausgewählt.

Die Recherche im Datenbank-Infosystem FH Frankfurt DBIS erfolgte mit dem Suchbegriff „Hilfsmittel" und der ausgewählten Einstellung „Rechtswissenschaft". Die Suchart war hier die „schnelle Suche".

Mit dem nächsten Schritt wurde eine Literaturrecherche über Internetdatenbanken und Suchmaschinen durchgeführt. Hierfür habe ich die Suchmaschinen DIMDI, MEDPILOT, SCIRUS und die Datenbanken DBIS FH Frankfurt und REHADAT ausgewählt. Auf MEDLINE wurde bewusst verzichtet. Dies begründet sich damit, dass diese bei DIMDI in der Suche integriert ist.

Die in den Internetsuchmaschinen DIMDI, SCIRUS und MEDPILOT verwendeten Suchbegriffe lauten:
(1) Entwicklung Gesundheitssystem, (2) demographischer Wandel Gesundheitssystem, (3) Hilfsmittel Vertragsrecht, (4) Medizin Ethik, (5) Ökonomie Medizinethik,

(6) Zivilrecht Haftungsrecht, (7) Hilfsmittel, (8) Haftungsrecht bürgerliches Gesetzbuch, (9) Preispolitik, (10) Produkthaftung.

In DIMDI wurde die Recherche mit der Suchart „einfache Suche" und den Einstellungen „Datenbankvorauswahl, kein Filter" durchgeführt.

Mit MEDPILOT wurde mit der Suchart „freie Suche" und keinen weiteren ausgewählten Einstellungen oder Filtern recherchiert.

Für die Recherche mit SCIRUS wurden „Abstracts, Books, Articles, Journals – All, Prefered Web, Erscheinungsdatum bis 2012,  als Sucheinstellung gewählt. Als Suchart wurde „freie Suche" verwendet.

Mit dem nächsten Arbeitsschritt wurde nach Fachliteratur recherchiert. Hierzu wurde Frankfurter Kataloge (FRANKA) verwendet. Bei den Sucheinstellungen wurden die Kriterien „UNI Frankfurt Bibliothek, FH Frankfurt Bibliothek, RETRO: Zettelkatalog UNI, Stadtbücherei Frankfurt" verwendet. Als Suchart wurde die „freie Suche" verwendet. Nach den Suchbegriffen (1) Entwicklung Gesundheitssystem, (2) demographischer Wandel Gesundheitssystem, (3) Zivilrecht Haftungsrecht, (4) Hilfsmittel, (5) Medizin Ethik, (6) Haftungsrecht bürgerliches Gesetzbuch, (7) Preispolitik, (8) Produkthaftung, (9) Ökonomie Medizinethik, (10) Hilfsmittel Vertragsrecht wurde recherchiert.


Die Ergebnisse der Literaturrecherche sind folgende:

Die in DIMDI, MEDPILOT, SCIRUS, FRANKA, REHADAT, DBIS FH F und destats erzielten Suchtreffer, die Anzahl der verwendeten Literatur und deren Titel sind im Anhang (s. Anlage 01) einsehbar.

Da es in anderen Ländern andere Rechtssysteme gibt, habe ich rechtliche Literatur aus dem Ausland  nicht zur Verwendung mit einbezogen.

Die gefundene Literatur wurde nach Titel, Erscheinungsdatum und dem Inhalt des Abstracts oder Klappentextes (falls vorhanden) selektiert. Zu gebrauchende Literatur wurde am PC (z.B. im Internet oder per Download) gesichtet oder bei einer Bibliothek (Universität Frankfurt und FH Frankfurt) bestellt und gesichtet.

Die Literatur der zwei Autoren Trenczek und Schmidt habe ich bei der Recherche meiner Diplomarbeit gefunden. Die Werke von Blattner und Geyer sowie die drei Duden habe ich aus meiner privaten Büchersammlung herangezogen.

Das Buch von Gethmann-Siefert (2011) konnte nicht gesichtet werden, da es in den Bibliotheken noch nicht verfügbar war.

Die Literatur der Autoren Dettling, Feger, Gsell, Janssen, Kraas, Rosenthal (2003), Umbach, Schlichting, Eibach, Schildmann, Wehkamp, Dibelius, Williams, Matys, Pepels, Gebistorf und Nagle wurde bestellt und gesichtet, aber nicht verwendet.

# 4. Der Notfallassistent als Hilfsmittel in der Kranken- und Pflegeversicherung

Da die Begrifflichkeiten Heil- und Hilfsmittel oftmals sehr eng miteinander verwendet werden, möchte ich diese gerne erläutern.

## 4.1. Definition Heil- und Hilfsmittel

Da ich den Notfallassistenten aus heutiger Sicht als Hilfsmittel ansehe, so möchte ich eine Differenzierung zwischen Hilfs- und Heilmitteln anbringen.

Die heutige Differenzierung zwischen Heil- und Hilfsmitteln besteht erst seit 1988. Vor dieser Zeit wurden alle zur Heilung benötigten Mittel ausgenommen Brillen, Verbands- und Arzneimittel bis zum Ende der Behandlungsbedürftigkeit als Heilmittel bezeichnet. Die danach eingesetzten Mittel wurden als Hilfsmittel bezeichnet. Demnach war die Beendigung einer Behandlungsbedürftigkeit eines Versicherten die Bezeichnungsgrenze zwischen Heil- und Hilfsmitteln. Aufgrund des Gesundheits-Reformgesetzes trat in den Bereichen Heil- und Hilfsmittel eine Unterscheidungsproblematik im Zulassungsrecht für die Leistungserbringer (s. 5.5. Vertragsrechtliche Verhältnisse unter der Anwendung technischer und nichttechnischer Hilfsmittel) auf. Zur Lösung haben die Spitzenverbände der Krankenkassen am 09.02.1988 unter Berücksichtigung des Gesundheits-Reformgesetzes eine klare Definition einer Abgrenzung nach Heil- und Hilfsmitteln festgelegt.[11]

Die Definitionen sollen eine Zuordnung und eine Differenzierung von Heil- und Hilfsmitteln durch Krankenkassen, Ärzte und weitere Leistungserbringer sicherstellen und somit auch für die Gewährleistung der Gleichbehandlung der Versicherten sorgen. Nach den Spitzenverbänden der Krankenkassen ist die Art der Leistungserbringung (nicht mehr die Behandlungsbedürftigkeit) das objektive Kriterium der Leistungszuordnung zu den Bereichen Heil- oder Hilfsmitteln. Heilmittel sind nach dieser Definition als nach § 32 SGB V erbrachte Dienstleistungen anzusehen. Die Erbringung dieser obliegt nach § 124 SGB V zugelassenen, ausgebildeten und berufserfahrenen Personen. Die für diese Arbeit relevanteren Hilfsmittel werden

---

[11] vgl. Rosenthal, S. 38

hingegen von Leistungserbringern abgegeben, welche nach § 126 SGB V zugelassen werden. Nach § 33 SGB V sind Hilfsmittel serienmäßig hergestellte sächliche Mittel oder technische Produkte. Diese können unverändert oder nach handwerklicher Ergänzung oder Abänderung vom zugelassenen Leistungserbringer abgegeben werden. Als Hilfsmittel sind auch technische Produkte (Geräte) die z.B. Flüssigkeiten in den Körper einbringen anzusehen. Dies können z.B. Inhalationsgeräte oder Spritzenpumpen sein.[12]

Versicherten steht nach § 11 Abs. 1 Nr. 4 SGB V die Kassenleistung zur Behandlung einer Krankheit zu. In dieser Gesetzesstelle werden auch §§ 27 bis 52 SGB V erwähnt. Nach § 27 Abs. 1 Nr. 3 SGB V hat der Versicherte ein Recht auf Heil- und Hilfsmittel.[13]

Die Versorgung mit Hilfsmitteln kann nach Rosenthal als medizinische Leistung gesehen werden und wird von der zuständigen Kasse als Sachleistung erbracht.[14]

Die von der Krankenkasse zu erstattenden Hilfsmittel werden im Sozialgesetzbuch in § 33 SGB V geregelt und durch einen Vertragsarzt verordnet. Der Anspruch des Versicherten auf Hilfsmittel begründet sich aus der Sicherung des Erfolges der Krankenbehandlung, der Vorbeugung einer drohenden Behinderung oder darin, eine Behinderung auszugleichen. Er umfasst den Ersatz von Körperersatzteilen, Seh- und Hörhilfen, orthopädischen und anderen Hilfsmitteln. Sollen Hilfsmittel erstattet werden, dürfen sie keine Gebrauchsgegenstände des täglichen Lebens oder nach § 34 Abs. 4 SGB V ausgeschlossen sein.

Als allgemeine Grundbegriffe des täglichen Lebens sind Gehen, Stehen, Sitzen, Liegen, Greifen, Sehen, Hören, Ernähren (BSG SozR 4 – 2500 § 33 Nr. 25 Rd Nr. 18 – Elektro- Hilfsmotor für Rollfiets mwN; BSGE 50, 77 = SozR 2200 § 182b Nr. 17), elementare Körperpflege (BSG SozR 2200 § 187 Nr. 3 Badhelfer; BSG SozR 2200 § 182b Nr. 10 – WC Automatik), unter Berücksichtigung der Selbstständigkeit bei intimen Verrichtungen (BSG SozR 4 – 2500 § 33 Nr. 4 Rd Nr. 7, 9 – Blasen- und Darmentleerung) anerkannt. Diese unterstützt der Notfallassistent indem er selbst-

---

[12] vgl. Rosenthal, S. 39

[13] vgl. Rosenthal, S. 31

[14] vgl. Rosenthal, S. 33

ständiges Wohnen (BSG SozR 4 – 2500 § 33 Nr. 2 S 15) unterstützt. Die Schaffung und Erschließung eines körperlichen und geistigen Freiraumes, ausreichend auch die Sicherung der Bewegungsfreiheit und des körperl Freiraums bei übersteigertem Bewegungsdrang und  fehlendem Gefahrenbewusstsein (BSG SozR 4 – 2500 § 33 Nr. 10  - Reha Kinderwagen) kann besonders für demenziell erkrankte Nutzer des Notfallassistenten relevant sein. Zudem hilft der Notfallassistent bei der qualitativen Erweiterung des persönlichen Freiraums (s. BSG SozR 4 – 2500 § 33 Nr. 1 insbes RD Nr. 20 ff: keine Abhängigkeit von der Hilfe fremder Personen durch vom Ehemann zu bedienenden zweisitzigen Elektrorollstuhl), indem der Nutzer sich mit mehr Sicherheit in seinem Umfeld bewegen kann.[15]

Der Gebrauch des Notfallassistenten als Hilfsmittel könnte meiner Meinung nach mit dem Anspruch auf Ausgleich von Behinderungen begründet werden.

Besteht nun ein Anspruch auf ein Hilfsmittel, so hat der Versicherte auch einen Anspruch auf notwendige Änderung des Hilfsmittels, auf die Erstbeschaffung und auf die Instandsetzung von Hilfsmitteln durch die Kasse. Zudem hat er Anspruch auf die Ausbildung im Gebrauch des jeweiligen Hilfsmittels.

## 4.2. Kostenübernahme von Hilfsmitteln durch die Krankenversicherung

Einen weiteren wichtigen Aspekt stellt die Kostenübernahme durch die Krankenkasse dar. Die Krankenkasse übernimmt Kosten für Hilfsmittel nach vertraglich vereinbarten Preisen nach  § 127 Abs. 1 SGB V. Zudem werden durch die Kasse übernommene Festbeträge für Hilfsmittel in § 36 SGB V geregelt.

Nimmt ein Versicherter Hilfsmittel in Anspruch, so kann er nach § 61 SGB V zuzahlungspflichtig werden. Die Zuzahlung wird nach § 33 Abs. 8 Satz 1 SGB V an den Anbieter des Hilfsmittels entrichtet.

Nach § 34 Abs. 4 SGB V kann der Bundesminister für Gesundheit mit der Zustimmung des Bundesrates und einer Rechtsverordnung bestimmte Hilfs- und Heilmittel von der Kostenübernahmepflicht durch gesetzliche Kassen ausschließen. Dies kann

---

[15] Weismantel in Nolte in Leitherer § 33 SGB V RZ RZ 12a

damit begründet werden, dass der therapeutische Nutzen oder der Abgabepreis gering sind (BGB1 I, S. 2237 vom 13.12.1989). Zudem kann mit einer Rechtsverordnung auch eine Kostenübernahme der Krankenkasse für geringfügige Kosten für die Erstbeschaffung, die Instandsetzung, die Änderung eines Hilfsmittels oder die Ausbildung im Gebrauch des Hilfsmittels festgelegt oder ausgeschlossen werden.[16]


## 4.3. Leihweise Überlassung von Hilfsmitteln

Die Krankenkasse hat nach § 33 SGB V Abs. 5 auch die Möglichkeit, Hilfsmittel leihweise zu überlassen.

Die leihweise Weitergabe von Hilfsmitteln an Versicherte ist nach dem BSG Urteil (3 RK -7/88) vom 09.02.1989 sozialversicherungsrechtlich gestattet.[17]

Es ist meiner Meinung nach denkbar, die mobilen Teile des Notfallassistenten auch leihweise an Versicherte abzugeben.


## 4.4. Hilfsmittel im Zusammenhang mit der Pflegeversicherung

Der Hilfsmittelbegriff wird auch im Zusammenhang mit der Pflegekasse in § 40 SGB XI erwähnt. Versicherte können demnach einen Anspruch auf durch die Pflegekasse finanzierte Hilfsmittel haben. Die Notwendigkeit des Anspruches gegenüber der Pflegekasse wird durch eine Pflegefachkraft der Kasse oder den Medizinischen Dienst (MDK) überprüft. Besteht ein Anspruch auf Pflegehilfsmittel, können Versicherte diesen zur Erleichterung der Pflege, zur Linderung der Beschwerden oder zum Ermöglichen einer selbstständigeren Lebensführung haben. Wird ein Hilfsmittel von einem anderen Leistungsträger (z.B. Land oder Bund aufgrund eines Dienstunfalles) oder der Krankenkasse finanziert, so besteht kein Anspruch gegenüber der Pflegekasse.

Es ist auch möglich, Wohnumfeld verbessernde Umbaumaßnahmen, z.B. die Installation von Teilen des Notfallassistenten im Wohnumfeld, von der Versicherung

---

[16] vgl. Breulmann S. 13

[17] vgl. Breulmann, S. 2

bezuschussen zu lassen (s. 5.6. Rechtliche Grundlagen von Umbaumaßnahmen des Wohnumfeldes und von Hilfsmitteln).

Für „zum Verbrauch bestimmte Hilfsmittel" kann die Pflegekasse nach § 40 Abs. 2 SGB XI monatlich einen Höchstbetrag von 31 € erstatten.

## 4.5. Vertragsrechtliche Verhältnisse unter der Anwendung technischer und nichttechnischer Hilfsmittel

Die grundsätzlichen Konstellationen zur Beziehung von Versicherungsleistungen bestehen aus den Versicherungsträgern (Kostenträger), den Leistungserbringern und den versicherten Leistungsempfängern. Die Versicherungsträger sind die Kranken- und Pflegekassen und unter den Leistungserbringern sind z.B. Vertragsärzte, Pflegedienste oder Sanitätshäuser als Lieferanten von Hilfsmitteln gemeint.

## 4.5.1. Rechtsbeziehungen zwischen den Berufsverbänden der Leistungserbringer und den Verbänden der Krankenkassen

Mit dem Gesundheits-Reformgesetz (GRG) erfolgte auch eine Neufassung des Sozialgerichtsgesetzes. Aufgrund dieser erfolgt die Zuweisung der Rechtsstreitigkeiten über Verträge mit Krankenkassen oder Krankenkassenentscheidungen an die Sozialgerichte. Seit diesem Zeitpunkt findet sich im Schrifttum überwiegend die Meinung, die Rechtsbeziehungen zwischen den Berufsverbänden der Leistungserbringer und den Verbänden der Krankenkassen seien dem öffentlichen Recht zuzuordnen. Eine abschließende Regelung wurde allerdings nicht getroffen. Demnach wären Verträge nach §§ 125 und 127 SGB V dem öffentlichen Recht zugeordnet.[18]

Zwischen den Leistungserbringern und den Krankenversicherungsträgern bestehen Rahmenverträge.[19]

Diese werden im Zusammenhang einer Ausschreibung zwischen Krankenkassen, deren Arbeitsgemeinschaften oder Landesverbänden und Leistungserbringern über die Lieferung von Hilfsmitteln geschlossen. Zur Vertragsschließung können sich

---

[18] vgl. Rosenthal S. 77, 78

[19] vgl. Breulmann, S. 36

Leistungserbringer zusammenschließen (Leistungserbringerverband). Die Lieferung kann sich auf eine bestimmte Anzahl von Hilfsmitteln, eine Anzahl von durchgeführten Versorgungen oder auf einen Versorgungszeitraum beziehen. Außerdem muss eine wohnortnahe Versorgung und eine alles Notwendige umfassende Beratung des Versicherten gewährleistet sein. Sonstig anfallende notwendige Dienstleistungen müssen ebenso gewährleistet sein. Eine weitere Voraussetzung zur Schließung dieser Verträge stellt eine Zweckmäßigkeit im Bezug auf Wirtschaftlichkeit und in der Qualität der Versorgung dar (§ 127 Abs. 1 SGB V).

Zur Erlangung von einheitlichen Anforderungen an die Hilfsmittel gibt der Spitzenverband Bund der Krankenkassen nach § 126 SGB V Empfehlungen ab.

Bei der Vertragsschließung sind die Produkt- und Versorgungsqualität einzuhalten.

Zur Gewährleistung einer wirtschaftlich optimalen, ausreichenden, zweckmäßigen und funktionsgerechten Versorgung der Versicherten mit Hilfsmitteln regelt § 139 SGB V strukturelle und Aufnahmebedingungen des Hilfsmittelverzeichnisses sowie Qualitätsanforderungen.

Ein Vertragsabschluss ohne Ausschreibungsverfahren ist nach § 127 Abs. 2 SGB V auch möglich. Demnach können Verträge über Einzelheiten zur Versorgung mit Hilfsmitteln und der an diese gestellten Anforderungen zwischen Landesverbänden der Krankenkassen, Arbeitsgemeinschaften der Krankenkassen oder der Krankenkassen selbst mit den Landesverbänden der Leistungserbringer, den Zusammenschlüssen der Leistungserbringer oder den Leistungserbringern selbst geschlossen werden.

Die Krankenkasse kann auch eine Einzelfallvereinbarung mit einem Leistungserbringer treffen. Dies geht allerdings nur, wenn eine Versorgung des Versicherten durch Vertragspartner der Krankenkasse für den Versicherten unzumutbar ist oder ein erforderliches Hilfsmittel bei keinem bestehenden Versorgungsvertrag beinhaltet ist. Zur Einzelfallversorgung kann die Krankenkasse auch von verschiedenen Anbietern Preisangebote einholen (§ 127 Abs. 4 SGB V).

Bestehen festgelegte Festbeträge für Hilfsmittel, so können nach § 127 Abs. 4 SGB V die Preise in Verträgen höchstens bis zum bestehenden Festbetrag festgelegt werden. Für den Gebrauch des Notfallassistenten könnte ich mir Einzelfallvereinbarungen für die Nutzung erster Prototypen sehr gut vorstellen.

Breulmann spricht eine oftmals in Verbandsverträgen enthaltene Klausel an. Nach dieser muss sich ein Antragsteller (Lieferant von Hilfsmitteln) damit einverstanden erklären, spätere Änderungen und Ergänzungen zu akzeptieren. Die Autorin bringt Zweifel gegenüber dem Bestand der Klausel vor Artikel 12 des Grundgesetzes an. Zudem kann die Klausel nach ihr gegenüber § 138 SGB V als sittenwidrige Knebelung gesehen werden.[20]

## 4.5.2. Rechtsbeziehungen zwischen Versicherten und Lieferanten

Die Rechtsbeziehungen zwischen einem Lieferanten von Heil- und Hilfsmitteln und dem Versicherten (Kunden) befinden sich laut Rosenthal auf der zivilrechtlichen Ebene.[21]

Ein Versicherter kann zusätzlich zur normalen Kassenleistung gegenüber Lieferanten von Hilfsmitteln auf eigene Rechnung Vertragsverpflichtungen (z.B. einen Kaufvertrag) eingehen. Eine solche Kaufabsicht kann dem Versicherten allerdings nicht generell zusätzlich zum Erhalt der Kassenleistungen unterstellt werden.

Möchte ein Versicherter neben der zur Leistungserbringung verpflichteten Kasse in einen Leistungsvertrag mit eintreten, um Kosten für erweiterte Leistungen selbst zu tragen und ein „gespaltenes Leistungsverhältnis" bewirken, so muss der Wille beider am Vertrag beteiligten Parteien objektiv erkennbar sein. Zur Gültigkeit des Vertrages wird eine Willensableitung nach § 133 BGB benötigt. Demnach muss ein „wirklicher Wille" (der Kaufabsicht) erkennbar sein.[22]

Liegt hingegen eine generelle Zuzahlungsverpflichtung des Versicherten vor, so kann dem Versicherten nicht generell unterstellt werden, neben dem Krankenversicherungsträger in die vertragliche Leistungspflicht der Krankenkasse eintreten zu wollen. Das Interesse des Versicherten liegt in diesem Fall darin, die Gesundheitsleistung vom Krankenversicherungsträger in Anspruch zu nehmen. Besteht zu dieser Inanspruchnahme eine Zuzahlungspflicht, so muss der Versicherte die Zuzahlung

---

<sup></sup>

[20] vgl. Breulmann, S. 89

[21] vgl. Rosenthal, S. 80

[22] vgl. Breulmann, S. 92

leisten. Allerdings kann der Leistungsumfang gleich um den Eigenanteil gemindert werden, falls der Versicherte als Bevollmächtigter seiner Krankenkasse mit einem Lieferanten einen Leistungsvertrag abschließt. Bei einem solchen Vertrag liegt die Zahlungsverpflichtung auf der Seite der Krankenkasse. Ein Versicherter kann auch ein Hilfsmittel beanspruchen, welches den von seiner Kasse getragenen Festbetrag überschreitet. In diesem Fall würde der Versicherte ein Hilfsmittel, welches nicht von der Leistungspflicht (Kostenübernahme) der Krankenkasse eingeschlossen ist, wählen. Somit wird ihm ein wissentlicher Rechtsbindungswille unterstellt, der den Versicherten dem Lieferanten gegenüber vertraglich zur Zahlung verpflichtet. Demnach wird die Deckung des versicherungsrechtlich geregelten Sachleistungs-prinzips überschritten und ein zusätzlicher Eigenanteil des Versicherten beansprucht. Besteht für den Versicherten die Wahl zwischen einem von der Krankenkasse übernommenen und einem den Festbetrag überschreitenden Hilfsmittel, so kann der Lieferant nicht von einer Kostenübernahme des den Festbetrag überschreitenden Betrages der Krankenkasse ausgehen. Ihm stehen nun zwei Vertragspartner gegen-über. Dies ist zum einen die Krankenkasse mit der Verpflichtung, die Kosten bis zum festgelegten Festbetrag zu übernehmen, zum anderen der Versicherte, welcher zur Übernehme der den Festbetrag überschreitenden Kosten durch den bestehenden Kaufvertrag verpflichtet ist.[23]

Es kann meiner Meinung nach bei der Inanspruchnahme eines Notfallassistenten vorkommen, dass die Kasse nur einen Teil der Kosten übernimmt und ein weiterer Kostenanteil vom Versicherten zu tragen ist.

In der Praxis zieht die Krankenkasse die Zuzahlungssumme des Versicherten gleich vom für das Hilfsmittel zu erstattenden Betrag gegenüber dem Lieferanten ab. Dieser muss somit die Zuzahlungssumme vom Versicherten verlangen, um den Abzug zu kompensieren.

Dieses Vorgehen ist auch bei der Abgabe des mobilen Teiles des Notfallassistenten an einen Versicherten denkbar.

---

[23] vgl. Breulmann, S. 93 ff

### 4.5.3. Rechtsbeziehungen zwischen Krankenkassen und Lieferanten

Der Bundesgerichtshof (BGH) vertritt die Auffassung, dass zwischen den Krankenkassen und den Lieferanten von Heil- und Hilfsmitteln privatrechtliche Rechtsbeziehungen bestehen. Diese Auffassung vertrat der BGH erstmalig mit dem sog. bekannten „Gummistrumpfurteil" vom 26.10.1961. Eine andere Rechtsauffassung gegen
die des BGH ordnet die Vertragsbeziehungen zwischen Krankenkassen und den
Lieferanten von Heil- und Hilfsmitteln hingegen dem öffentlichen Recht zu. Dies
begründet sich aus der Übertragung der Pflicht zur Gewährleistung von Heil- und
Hilfsmitteln der Krankenkassen an die Versicherten. Werden zur Erbringung der
Leistungspflicht dritte involviert, so befinden sich diese auch im öffentlichen
Rechtsbereich. Beide Ansichten (Privatrecht oder öffentliches Recht) wurden in den
nächsten drei Jahren auf die Rahmenverträge (§ 376 d RVO) angepasst. Das Bundes-
sozialgericht (BSG) tendierte zur Auffassung der Zugehörigkeit zum öffentlichen
Recht. Bedingt durch die Auffassung des BGH hat das BSG die Fragestellung an den
Gemeinsamen Senat der Obersten Gerichtshöfe des Bundes weitergegeben. Dieser
entschied nach zwei Jahren (1986, 1987) für die Zugehörigkeit zum Privatrecht. Die
Entscheidung begründet er damit, dass die Beschaffung der Heil- und Hilfsmittel
durch den Lieferanten nicht ausreiche, um einen öffentlich-rechtlichen Charakter zu
haben.[24]

Mit der Einführung privatrechtlicher Vertragsgrundsätze im Sektor der Heil- und
Hilfsmittel wird eine hoheitliche Lenkung der Auswahl der Leistungserbringer (z.B.
Sanitätshäuser als Lieferanten von Hilfsmitteln) verhindert. Der Leistungserbringer
muss lediglich die Leistungsvoraussetzungen nach SGB  V erfüllen, um einen
Versicherten der gesetzlichen Krankenversicherung (GKV) zu beliefern.[25]
Dies kommt der Anwendung eines neuen Produktes, wie dem Notfallassistenten, zu
Gute.

Der Lieferant ist auch Vertragspartner gegenüber dem Krankenversicherungsträger.
Dies begründet sich daraus, dass  zwischen Lieferant und Krankenversicherungsträger ein Liefervertrag für Heil- und Hilfsmitteln geschlossen wird. Bei diesem kann es

---

[24] vgl. Rosenthal, S. 76 ff

[25] vgl. Breulmann, S. 91

sich um einen zivilrechtlichen Kaufvertrag, einen Dienst- oder einen Werksvertrag handeln. Bei allen Vertragsarten liegt ein sogenannter Mangel der Kaufsache (z.B. des Hilfsmittels) vor, wenn der tatsächliche Zustand des Hilfsmittels von dem im Vertrag von beiden Vertragsparteien vereinbarten Zustand abweicht. Dies nennt man „subjektiver Fehlerbegriff". Der Lieferant muss die Versicherten demnach im Krankheitsfall mit Heil- und Hilfsmitteln versorgen. Zudem muss ein Lieferant als Leistungserbringer darauf achten, das seine Produkte (z.B. Notfallassistent) nicht fehlerhaft geliefert werden. Ein vom Lieferanten geliefertes Gesundheitsmittel ist als fehlerhaft anzusehen, wenn es von den im Vertrag festgehaltenen Vorgaben abweicht. Bei solchen Abweichungen kann der Leistungserbringer im Rahmen der zivilrechtlichen Vertragsbeziehung zwischen ihm und dem Krankenkassenträger haftbar gemacht werden.[26]

Die Rahmen- und Verbandsverträge nach §§ 125, 127 SGB V beeinflussen das Leistungserbringungsverhältnis insoweit, als der Lieferant das Hilfsmittel, so wie es im Rahmenvertrag festgehalten steht, liefern muss. Für die Vereinbarungen des Rahmenvertrages werden Leistungsverhältnisse durch §§ 124 Abs. 2 Nr. 4, 126 Abs. 1 SGB V geregelt. Hierdurch werden dann die vom Lieferanten zu beachtenden Leistungsmerkmale bestimmt.[27]

Der Lieferant muss sich an die jeweiligen Leistungsmerkmale halten, um den im Rahmenvertrag festgehaltenen Leistungsvoraussetzungen zu genügen. Andernfalls ist eine Abweichung der bei Abschluss des Liefervertrages von allen Vertragsparteien vorausgesetzten tatsächlichen Beschaffenheit des Hilfsmittels (Gesundheitsmittels) anzunehmen (BGH NJW 1991, 912). In diesem Fall würde auch eine fehlerhafte Gesundheitsleistung vorliegen.[28]

Auf den Notfallassistenten bezogen ist meiner Meinung nach der richtige Zeitpunkt abzuwarten, wann der Prototyp in Serie gegeben werden kann, um die Einhaltung seiner Leistungsmerkmale garantieren zu können.

---

[26] vgl. Breulmann, S. 113 ff

[27] vgl. Breulmann, S. 114 ff

[28] vgl. Breulmann, S. 115 f

### 4.5.4. Rechtsbeziehungen zwischen Versicherten und Krankenkassen

Zur Bezugsberechtigung eines Notfallassistenten als Hilfsmittel von einer Krankenkasse muss der hilfebedürftige Mensch bei dieser Mitglied sein.

### 4.5.4.1. Mitgliedsarten in einer gesetzlichen Krankenkasse

Die Mitgliedschaft eines Versicherten in einer gesetzlichen Krankenkasse stellt ein
vertragliches Verhältnis zwischen Kasse und Versichertem dar und setzt eine der drei
Versicherungsformen Pflicht-, Familienversicherung oder freiwillig versichert
voraus.

Krankenkassen und deren Versicherte verbindet ein öffentlich-rechtliches Versicherungsverhältnis. Aus diesem ist der öffentlich-rechtliche Anspruch auf Heil- und
Hilfsmittel ableitbar.[29]

Eine Versicherungspflicht besteht nach § 5 SGB V für alle, die für ihre Arbeitskraft
ein Gehalt bis zur Versicherungspflichtgrenze erhalten. Dies können z.B. Angestell-
te, Arbeiter oder Auszubildende sein. Zudem können auch Landwirte, Künstler,
Studenten, behinderte Menschen (in anerkannten Werkstätten oder wenn ihre
Leistung einem Fünftel der Leistung eines Vollerwerbstätigen entspricht) und
Rentner  versichert sein. Für die Ehe-, Lebenspartner und Kinder von Versicherten
kann nach § 10 SGB V eine Familienversicherung abgeschlossen werden. Diese
umfasst Kranken- und Pflegeversicherung für das entsprechende Familienmitglied.
Eine solche Versicherung kann nur abgeschlossen werden, wenn das zu versichernde
Familienmitglied nicht hauptberuflich selbstständig tätig oder freiwillig versichert ist
oder seinen Wohnsitz im Ausland hat. Zudem darf es kein regelmäßiges monatliches
Einkommen haben, welches die Bezugsgröße nach § 18 SGB IV überschreitet.
Geringfügig Beschäftigte dürfen bis zu einer Bezugsgröße von 400 € im Monat
verdienen.

Für Kinder, die nicht erwerbstätig sind, kann bis zur Vollendung des dreiundzwan-
zigsten Lebensjahres und  für sich in Berufs- oder Schulausbildung befindliche

---

[29] vgl. Rosenthal, S. 77

Kinder bis zur Vollendung des fünfundzwanzigsten Lebensjahres eine Familienversicherung bestehen. Hat ein Kind eine nach § 2 Abs. 1 Satz 12 Abs. 1 Satz 1 SGB IX anerkannte Behinderung und ist es ihm nicht möglich, selbstständig für den eigenen Unterhalt zu sorgen, kann das Kind auch familienversichert sein, falls die Behinderung schon vorlag als das Kind nach § 10 SGB V versichert war. Auch Stiefkinder, Enkel und Pflegekinder (Pflegekind nach § 56 Abs. 2 Nr. 2 SGB I) können nach § 10 Abs. 4 SGB V familienversichert sein.

## 4.5.4.2. Die ärztliche Verordnung

Die Vertragsärzte sind für die Verordnung von Heil- und Hilfsmitteln zuständig. Durch diese ärztliche Verordnung wird der Anspruch des Versicherten gegenüber seiner Kasse geltend gemacht.[30]

Ein Arzt kann den Notfallassistenten als Hilfsmittel verordnen.

Ein nach der Zulassungsverordnung für Vertragsärzte (ZO-Ärzte) zugelassener Vertragsarzt hat gleich mehrere Funktionen. Tritt der Versicherungsfall Krankheit bei einem Versicherten ein, entsteht nach § 27 SGB V ein Anspruch des Versicherten auf ärztliche Therapie. Diese erbringt der Vertragsarzt als Leistungserbringer. Sind zu dieser Therapie Heil- und Hilfsmittel notwendig, so hat der Versicherte nach §§ 27 Nr. 3, 32 ff SGB V einen Anspruch auf eine Versorgung mit diesen.[31]

Demnach kann meiner Meinung nach ein Versicherter bei der Notwendigkeit eines Notfallassistenten als Hilfsmittel einen Versorgungsanspruch darauf haben.

Dieser Anspruch wird durch die Verordnung der notwendigen (Heil)Mittel durch den Arzt erfüllt. Sind zur Therapie Leistungen anderer Leistungserbringer notwendig, muss der Vertragsarzt diese Anordnen und Verantworten (§ 15 SGB V). Hierbei muss er den Verordnungsspielraum nach § 92 SGB V beachten.

---

[30] vgl. Rosenthal, S. 84

[31] vgl. Breulmann, S. 3 ff

### 4.5.4.3. Sachleistungsprinzip

Der Versicherte erhält die ihm zustehenden Leistungen nach dem Prinzip der medizinischen Sachleistung, die er direkt erhält (Sachleistungsprinzip). Die Leistung vergütet seine zuständige Krankenkasse für ihn. Dieses Prinzip wurde erstmalig 1883 im Zusammenhang der Krankenversicherung der Arbeiter (Krankenversicherungsgesetz - KVG) erwähnt (RGB1. 1883 I, S. 73).[32]

Praktisch sieht dies so aus, dass Versicherungsleistungen nach Sachleistungsprinzip direkt gegenüber dem Versicherten erbracht werden und der Versicherte gibt dem Leistungserbringer eine ärztliche Verordnung, welche als Abrechnungsgrundlage des Leistungserbringers gegenüber der Kasse dient. Zudem schließt § 140 Abs. 2 SGB V eine Selbstabgabe der Krankenkasse aus. Eine Ausnahme gibt es dennoch, wenn die Sicherstellung eines geeigneten Leistungserbringern nicht möglich ist. Die Erfüllung des Leistungsanspruches wird im Regelfall nicht direkt durch die Kasse, sondern durch dritte, erfüllt. Neben der Sicherstellung der medizinischen Dienst- und Sachleistungen für den gesetzlich Versicherten nach § 2 Abs. 2 SGB V wird mit dem Sachleistungsprinzip noch ein sozialpolitisches Ziel verfolgt. Dieses ist der Erhalt der wirtschaftlichen Existenzgrundlage des Versicherten, welche sich aus einer sofortigen Kostenübernahme der Kasse begründet. Im Gegensatz zum Sachleistungsprinzip gilt für privat Versicherte das Kostenerstattungsprinzip. Bei diesem muss der Versicherte die Kosten erst selbst tragen und kann diese dann bei der Kasse einreichen.[33]

Nach dem Sachleistungsprinzip können die mobilen Teile des Notfallassistenten auch als Hilfsmittel zur Verfügung gestellt werden.

Der Versicherte hat die freie Wahl zwischen den Vertragspartnern seiner Krankenkasse einen Leistungserbringer zu wählen ( § 33 Abs. 6 SGB V ).

Bei seiner Wahl darf er weder von der Kasse noch von einem Leistungserbringer beeinflusst werden. Im Bereich der Orthopädie kann laut BGH allerdings eine Zusammenarbeit eines Orthopäden mit einem bestimmten Orthopädietechniker aus

---

[32] vgl. Breulmann, S. 17

[33] vgl. Bleil, S. 33 ff

ärztlicher Sichtweise gerechtfertigt sein. Dies ergibt sich aus den bekannten Arbeitsweisen beider Beteiligten (BGH, Urteil vom 28.04.1981, USK 81139).[34] Demnach kann eine Kooperation als Sinnvoll angesehen werden, wenn die gegenseitigen Arbeitsweisen bekannt sind und die Kooperation aus ärztlicher Sicht gerechtfertigt ist.

Meiner Meinung nach kann demnach auch der Einsatz des Notfallassistenten von einem Arzt als sinnvoll erachtet werden und eine Zusammenarbeit zwischen Versichertem, der FH Frankfurt und einer Krankenkasse entstehen.

Hilfsmittel, die die Leistungspflicht der Krankenkassen einbeziehen, sind nach § 139 SGB V im vom Spitzenverband Bund der Krankenkassen erstellten Hilfsmittelverzeichnis zu listen.

Hierbei ist allerdings zu beachten, dass durch die Aufnahme eines Hilfsmittels in das Hilfsmittelverzeichnis keine rechtliche Bindewirkung entsteht. Demnach hat die Aufnahme eines Hilfsmittels in das Verzeichnis keine Auswirkung auf den versicherungsrechtlichen Leistungsanspruch. Deshalb kann die Sinnhaftigkeit des Hilfsmittelverzeichnisses lediglich in der Kostentransparenz gesehen werden.[35]

Demnach kann die Finanzierung eines Notfallassistenten komplett oder anteilig auch ohne Listung im Hilfsmittelverzeichnis von der Krankenkasse übernommen werden.

Preisliche Festbeträge werden nach § 36 SGB V auf der Landesebene von den Verbänden der Ersatzkassen und den Landesverbänden der Krankenkassen bestimmt. Krankenkassen sind nur verpflichtet, Leistungen bis zu diesen Festbeträgen zu erstatten. Sind für eine Gesundheitsleistung keine Festbeträge festgelegt, so hat der Versicherte einen uneingeschränkten Leistungsanspruch. Eine Ausnahme besteht bei der Beanspruchung von Hilfsmitteln, die zur Kompressionstherapie verwendet werden, Bandagen und Einlagen. Hierzu müssen Versicherte ab der Vollendung des 18. Lebensjahres 20% des von der Kasse zu zahlenden Betrages selbst tragen.[36]

---

[34] vgl. Rosenthal, S. 96

[35] vgl. Breulmann, S. 11 ff

[36] vgl. Breulmann, S. 14 ff

## 4.6. Rechtliche Grundlagen von Umbaumaßnahmen des Wohnumfeldes und von Hilfsmitteln

Für die medizinische und pflegerische Versorgung der Versicherten gilt der Grundsatz „ambulant vor stationär". Demnach macht es Sinn, den Notfallassistenten gezielt im ambulanten Bereich einzusetzen, um die Notwendigkeit einer stationären Pflege zu vermeiden oder zu verzögern.

Die im Wohnumfeld fest installierten Teile des Notfallassistenten könnten nach § 40 Abs. 4 SGB XI finanziell bezuschusst werden. Dies könnte mit der Ermöglichung einer selbstständigeren Lebensführung begründet werden.

Die Höhe der möglichen Zuschüsse orientiert sich nach § 40 Abs. 4 SGB XI am Einkommen des Versicherten und darf pro Maßnahme nicht mehr als 2557 € betragen.

Bei Wohnungen oder Häusern zur Miete ist es empfehlenswert, die geplanten Umbaumaßnahmen vor dem Umbau mit dem Vermieter abzustimmen. Es ist auch zu berücksichtigen, dass die Kasse einen Rückbau in den Gebäudeurzustand nicht finanziert. Im Falle eines Umbaus zum seniorengerechten und für diese barrierefreien Badezimmers wäre dies nicht unbedingt von Nachteil für den Ver- oder den Nachmieter.

Sollte es dennoch nicht vermeidbar sein, eine stationäre Pflegeleistung beanspruchen zu müssen, so sind Kurzzeitpflege und teilstationäre Pflege gegenüber der stationären Vollzeitpflege vorrangig.

Aus dem Bereich des Krankenkassenrechts könnte § 23 Abs. 4, SGB V den Grundsatz unterstützen. Demnach kann bei einer nicht ausreichenden ambulanten Behandlung eine Behandlung in einer Versorgungseinrichtung (Klinik) erbracht werden. Für den Bereich der Rehabilitation findet § 40 Abs. 2 SGB V Anwendung.

Nach § 3 SGB XI soll die Pflegeversicherung vorrangig die Pflegebereitschaft der Nachbarn und der Angehörigen eines pflegebedürftigen Versicherten unterstützen. Dies soll dem Versicherten den Verbleib in seiner häuslichen Umgebung ermöglichen.

Kurzfristige stationäre Aufenthalte (Klinik, Rehaklinik) rechtfertigen meiner Meinung nach keine baulichen Umbaumaßnahmen des Wohnumfeldes. Der § 3 SGB XI könnte aber als Begründungsgrundlage dienen, um eine Umbaumaßnahme durchzuführen und den Versicherten damit im ambulanten Umfeld belassen zu können.

Der Vor- oder Nachteil einer mit dem Notfallassistenten ausgestatteten Wohnung für den Nachmieter hängt davon ab, ob für den Nachmieter eine Barriere entsteht. Dies hängt wiederum davon ab, ob die Technik im Wohnraum integriert ist und bei Bedarf nur zugeschaltet werden kann oder ob sie im Lebensraum des Gesunden ein Hindernis darstellt.

Dementsprechend kann sich der Mietwert der Wohnung oder des Hauses verändern. Somit könnte sich auch die Entscheidung des Vermieters, eine solche Umbaumaßnahme zu unterstützen, beeinflussen lassen.

Es ist denkbar, ehrenamtliche Helfer, wie Nachbarn und Familienangehörige, in die Versorgung mit einem Notfallassistenten einzubeziehen. Dies hat den Vorteil, dass diese oftmals zeitlich schnell vor Ort sein können und kleine Hilfen leisten oder weitere Hilfe anfordern.

## 4.7. Der Notfallassistent

Als Beispiel für eine technische Lösung könnte ein Notfallassistent (NA) dienen. Seine Anwendung ist im ambulanten Bereich der Pflege und der Altenhilfe denkbar.

Im ambulanten Bereich soll die Technik den Versicherten nicht nur unterstützen. Sie wird ihm auch Sicherheit geben und dazu beitragen, seine Lebensqualität zu erhalten oder zu verbessern. Im stationären Bereich hingegen kann der NA dazu beitragen, Personal zu entlasten. Zudem können sich Heimbewohner mit seiner Hilfe im Wohnumfeld des Heimes sicherer fortbewegen.

Der Notfallassistent besteht aus einem fest im Wohnraum installierten und aus einem mobilen Teil. Beide technische Einheiten sind vernetzt und stehen über ein Wireless-Lan Netzwerk in Verbindung. Der mobile Teil sollte über Web-Cam, Mikrofon, Bildschirm, Lautsprecher und Greifarme verfügen. Der fest im Wohnraum installierte Teil besteht aus im Wohnraum und im Fußboden installierten Sensoren.

Die Aufgabe des Notfallassistenten besteht darin, einen akuten Hilfebedarf zu erkennen, Hilfestellungen im Alltag zu geben und bei Notwendigkeit eine Handlung auszulösen. Ein Hilfebedarf kann z.B. bedingt durch ein akutes Sturzereignis entstehen. Dieses kann er mit seinen im Wohnumfeld installierten Sensoren durch die Veränderung des Auflagedrucks im Fußboden erkennen und eine in Algorithmen festgelegte Handlung auslösen. Die Handlung kann z.B. der Aufbau einer Videokonferenz zum Pflegestützpunkt sein oder auch darin bestehen, Hilfe von Nachbarn anzufordern. Über sie kann die gestürzte Person mit einer Pflegekraft sprechen. Zugleich kann sich die Pflegekraft an Hand des übertragenen Videobildes einen ersten Eindruck von der Situation verschaffen. Der Notfallassistent dient somit auch als Schnittstelle.

Es ist auch denkbar, den Kontakt zu einem Nachbarn aufzubauen. Er kann zeitnah der gestürzten Person helfen und ggf. den Pflegedienst informieren.

Der Notfallassistent ermöglicht eine selbstständigere Lebensführung, trägt somit zum Erhalt der Lebensqualität bei und er gibt dem Versicherten Sicherheit bei seinen täglichen Verrichtungen.

## 5. Zulassungsverfahren von Hilfsmitteln im GKV-Hilfsmittelverzeichnis

Das Hilfsmittelverzeichnis wird nach § 139 SGB V vom Spitzenverband Bund der Krankenkassen erstellt.

Bei der Antragsstellung auf Aufnahme eines Hilfsmittels, wie z.B. dem mobilen Teil des Notfallassistenten, in das Verzeichnis, sind die kompletten Antragsunterlagen innerhalb von sechs Monaten nach Antragsstellung einzureichen. Die Entscheidung über den Antrag muss ebenso nach sechs Monaten nach dem vollständigen Eingang der Unterlagen durch einen Bescheid mitgeteilt werden

Der erste Schritt zur Zulassung eines Hilfsmittels in das Hilfsmittel- oder Pflegehilfsmittelverzeichnis liegt beim Hersteller. Im Fall des Notfallassistenten muss die Fachhochschule den Antrag unter Anwendung produktspezifischer Antragsformulare stellen. Da nicht immer gleich ersichtlich ist, zu welchem Produktverzeichnis das jeweilige neue Hilfsmittel zugeordnet werden kann, werden die Hilfsmitteleigenschaften geprüft. Sind diese zur Zulassung in das Hilfsmittelverzeichnis nicht ausreichend und es sprechen keine anderen Punkte gegen eine Aufnahme in das Pflegehilfsmittelverzeichnis, so wird die Möglichkeit einer Aufnahme in das Pflegehilfsmittelverzeichnis geprüft. Dieses Verfahren wird unabhängig von der Antragsstellung auf Aufnahme in ein bestimmtes Verzeichnis durchgeführt.

Der Hersteller muss grundlegende Aufnahmekriterien für Hilfsmittel in das Hilfsmittelverzeichnis durch die Herstellerprüfungen der zuzulassenden Hilfsmittel auf Qualität, Funktionstauglichkeit und den medizinischen oder pflegerischen therapeutischen Nutzen nachweisen. Abweichend von § 139 SGB V kommt noch der zusätzlich verlangte Nachweis der Sicherheit hinzu.

Folgend prüft der Medizinische Dienst (MDK) nach § 139 SGB V die Vorraussetzungen. Dieser Punkt wird in der Ablaufbeschreibung der Antragstellung des GKV-Spitzenverbandes im Internet nicht erwähnt.

Nun wird über eine Aufnahme (Listung) in das Hilfsmittelverzeichnis entschieden. Erfüllt das Produkt alle Anforderungen wird es gelistet. Hierbei erhält es eine zehnstellige Positionsnummer. Ein Herstellerhinweis und spezifische Konstruktionsmerkmale werden ebenfalls bekanntgegeben.

Der Antragsteller wird schriftlich über das Ergebnis des Aufnahmeverfahrens informiert. Bei positivem Ausgang erscheint eine Bekanntmachung im Bundesanzeiger. Diese ist dann unter „Neue/Produkte/Änderungen" einzusehen. Endet das Aufnahmeverfahren hingegen mit einer Ablehnung, so erhält der Antragsteller die Gelegenheit zur Nachbesserung  oder zur Stellungnahme.  Zudem wird der Antragsteller über die Ablehnungsgründe informiert.[37]

---

[37] GKV-Spitzenverband

# 6. Rechtliche Grundlagen im Schadensfall

Sollte ein Schadensfall im Zusammenhang mit der Nutzung eines Notfallassistenten eintreten, hat der Geschädigte verschiedene Möglichkeiten seine Rechtsansprüche geltend zu machen. Der Geschädigte kann nun seinen Ersatzanspruch entweder aus dem Produkthaftungsgesetz (ProdHaftG) oder aus dem Bürgerlichen Gesetzbuch (BGB) z.B. nach § 823 herleiten. Ein Schmerzensgeld kann allerdings nur nach dem BGB und nicht nach dem ProdHaftG eingefordert werden.

Nach dem Bundesgerichtshof (BGH, NJW 1978 S. 2241) kann gegen denselben Hersteller gleichzeitig ein deliktischer Anspruch aus der Produkthaftung hergeleitet und ein vertraglicher Mangel-Gewährleistungsanspruch gestellt werden. Der bestehende Gewährleistungsanspruch des Herstellers gegenüber dem Kunden soll die Funktionsfähigkeit und Gebrauchstauglichkeit des Produktes gewährleisten.[38]

Ein Hersteller hat Pflichten, denen er bei der Produktion nachkommen muss. So muss z.B. eine Kontrolle des Endproduktes erfolgen.

Bezüglich der Verkehrspflichten des Herstellers wird sich im Allgemeinen auf die Verkehrspflicht der Unternehmensorganisation bezogen. Diese umfasst die personelle und materielle Ausstattung einer Firma. Neben einer sachgerechten Firmenausstattung und einem geordneten betrieblichen Arbeitsablauf wird auch von einer Überprüfung der Zulieferteile vor deren Verarbeitung ausgegangen (BGH, VersR 1960 S. 855). Dem an der Produktion beteiligten Personal gegenüber hat der Hersteller eine Belehrungsverpflichtung. Es muss zudem sorgfältig ausgewählt und beaufsichtigt werden. Meiner Meinung nach sind diese Punkte durch einen an der Fachhochschule entwickelten Notfallassistenten erfüllt. Dies begründet sich damit, dass die Studierenden schon eine Erstqualifikation (Fachpersonal) besitzen und in engem Austausch mit den lehrenden Professoren stehen.

Die Produktion muss nach dem zum Zeitpunkt der Fertigung aktuellen Stand der Technik, den Unfallfallverhütungsvorschriften der Berufsgenossenschaft und nach Normen (z.B. DIN, VDI, DVGW) erfolgen (BGH, NJW 1968 S. 248). Auch diesem Punkt sollte mit einem Forschungsprojekt an der Fachhochschule genüge getan sein.

---

[38] vgl. Eberstein, et al., S. 29 ff

Der Hersteller hat auch eine Sorgfaltspflicht und bezogen auf diese eine Gefahren-abwendungspflicht. Demnach muss das Produkt  bei der Inverkehrbringung ver-kehrssicher sein. Damit ist gemeint, dass das Produkt die nach § 823 Abs. 1 BGB geschützten Rechtsgüter nicht gefährden darf. Um dies zu ermöglichen, muss der Hersteller alles Zumutbare und objektiv (aus Kundensicht) Erforderliche veranlassen. Was genau alles zumutbar ist, hängt vom Gefährdungsgrad des Produktes ab.

Wird ein Angestellter - bezogen auf die Gefahrenabwendungs- und Überwachungs-pflichten - vom Hersteller mit diesen Pflichten oder mit Teilen dieser Pflichten betraut, so haftet er auch neben dem Hersteller (BGH, NJW 1975 S. 1827).[39]

Die Entwicklung des Notfallassistenten findet im Rahmen des Studiums statt. Inwieweit ein Student, der kein Angestellter ist, in die Haftung genommen werden kann, muss an anderer Stelle geklärt werden.


## 6.1. Das Bürgerliche Gesetzbuch

Sehen wir das Privatrecht, so stellt das Zivilrecht einen Teilbereich des Privatrechtes dar.[40]

Das Zivilrecht regelt das Verhältnis von Bürgern mit ihren rechtlichen Positionen zueinander. Historisch gesehen stammt es vom „jus civile", das für den römischen Bürger geltende Recht, ab.  Auf die heutige Zeit übertragen legt das Zivilrecht die rechtlichen Positionen der in einer Gesellschaft zusammenlebenden Menschen fest. Entstehen über den sozialen Kontakt Konflikte, regelt das Zivilrecht z.B. rechtliche Verpflichtungen von Personen gegenüber anderen Personen. Schriftlich geregelt wird das Zivilrecht durch die Gesetze des bürgerlichen Gesetzbuches (BGB).[41]

Zur Anwendung des Rechts ist es wichtig die „natürlichen Personen" von „juristi-schen Personen" zu unterscheiden.

---

[39] vgl. Eberstein, et al., S. 37 ff

[40] vgl. Trenczek, et al., S. 186

[41] vgl. Schwab, et al., S. 1

### 6.1.1. Die natürliche Person

Eine „natürliche Person" ist ein Mensch. Besitzt dieser die Fähigkeiten bedingt durch sein Handeln eine Rechtswirkung zu erzeugen, so ist er „handlungsfähig". Eine direkte Definition der Handlungsfähigkeit gibt es im BGB nicht. Seit der Gesetzgebung im 19. und 20. Jahrhundert sind alle Bürger im gleichen Maße geschäftsfähig. Demnach gibt es keine Abstufungen, z.B. nach sozialen Gruppen oder nach dem Geschlecht.[42]

### 6.1.2. Die juristische Person

Es ist unwahrscheinlich, dass eine juristische Person einen Schadenersatzanspruch gegen die Hersteller des Notfallassistenten führt. Dennoch möchte ich der Vollständigkeit halber auch diese kurz erläutern.

Neben der natürlichen Person gibt es auch die juristische Person. Sie entsteht durch einen privatrechtlichen ( oder öffentlich rechtlichen) Gründungsakt mit Eintragung in einem öffentlichen Register beim Amtsgericht. Somit wird eine Organisation mit einem wechselnden Bestand der Mitglieder und der Leitung zur juristisch selbstständigen Person. Die Teilnahme am Rechtsverkehr geschieht bei juristischen Personen durch Ihre Organe, wie den Geschäftsführer oder Vorstand. An dieser Stelle ist zu erwähnen, dass es keine gesetzlich bestimmte Definition für eine juristische Person gibt.[43]

### 6.1.3. Die Geschäftsfähigkeit

Da hilfsbedürftige Menschen oder Anwender eines Notfallassistenten nicht zwingend geschäftsfähig sein müssen, halte ich es für sinnvoll, kurz auf diesen Punkt einzugehen.

---

[42] vgl. Schwab, et al., S. 70 ff

[43] vgl. von Deylen, S. 25 ff

Die Geschäftsfähigkeit könnte auch als eine Art Freiheit der Bürger bezeichnet werden. Eine bestehende Geschäftsfähigkeit setzt voraus, dass der geschäftsfähige Mensch einen beachtlichen Willen bilden kann. Dies kann ein Mensch nicht, wenn ihm aufgrund seines geistigen Zustandes nicht oder nicht vollständig Eigenständigkeit oder Selbstverantwortlichkeit zugesprochen werden können. Die Beeinträchtigung des Zustandes kann bedingt durch eine psychische Krankheit, geistige oder seelische Behinderung verursacht werden. Somit beeinflusst der „tatsächliche geistig-seelische Zustand" die „natürliche Geschäftsfähigkeit" oder die Geschäftsunfähigkeit eines Menschen. Die sogenannte Entmündigung gibt es hingegen seit dem 01.01.1992 nicht mehr. In der Rechtsprechung wird eine Geschäftsunfähigkeit nur angenommen, wenn eine Person nicht nach rationalen Einsichten handeln oder ohne den Einfluss einer Geistesstörung einen freien Willen bilden kann (BGH NJW 1996, 918). Zudem ist die Geschäftsunfähigkeit eine Ausnahme. Sie muss von der Person, die sie über eine andere Person behauptet, im Streitfall bewiesen werden. Die Wirksamkeit einer Rechtshandlung hängt auch davon ab, ob die handelnde Person zum Zeitpunkt der Handlung geschäftsfähig war. Dies ist wichtig zu beachten, da nach einer Heilung die Geschäftsfähigkeit wieder erlangt werden kann. Nach § 104 BGB sind Kinder unter dem 7. Lebensjahr und Menschen in einem nicht vorübergehenden Zustand krankhafter Störung der Geistestätigkeit immer geschäftsunfähig. Zudem gibt es noch die beschränkte Geschäftsfähigkeit. Diese betrifft Minderjährige zwischen der Vollendung des 7. Lebensjahres und der Vollendung des 18. Lebensjahres. In diesem Zeitraum können sie Willenserklärungen abgeben. Die Wirksamkeit der abgegebenen Willenserklärung wird erst mit der Zustimmung des gesetzlichen Vertreters (z.B. eines Elternteiles) wirksam (§ 107 BGB). Wird gegenüber einem geschäftsunfähigen Menschen eine Willenserklärung abgegeben, so wird diese nach § 131 BGB erst gültig, wenn sie seinem gesetzlichen Vertreter zugeht. Erwähnenswert ist auch der im Jahr 2002 entstandene § 105a BGB. Nach diesem können volljährige geschäftsunfähige Menschen „Geschäfte des täglichen Lebens" mit geringem Mittelaufwand tätigen. Eine Einschränkung gibt es dennoch. Das Geschäft darf die Person und dessen Vermögen nicht gefährden.[44]

---

[44] vgl. Schwab, et al., S. 70 ff

Kann eine Person bedingt durch eine geistige, seelische oder körperliche Behinderung oder eine psychische Krankheit ihre Angelegenheiten ganz oder teilweise nicht durchführen, so kann ein Betreuungsgericht nach § 1896 BGB einen gesetzlichen Betreuer für diese Person bestimmen. Der gesetzliche Betreuer bekommt vom Gericht einen Aufgabenkreis für Rechtshandlungen des zu Betreuenden zugewiesen. In diesem Aufgabenkreis kann der Betreuer den zu Betreuenden nach § 1902 BGB vertreten. Die Geschäftsfähigkeit des Betreuten wird durch die Bestellung des Betreuers nicht beeinflusst. Schädigt sich der Betreute selbst, kann das Gericht nach § 1903 BGB einen Einwilligungsvorbehalt für einen Aufgabenkreis erlassen. Demnach kann der Betreute in diesem Aufgabenkreis nur mit einer Einwilligung des Betreuers handeln.[45]


## 6.1.4. Haftungsmöglichkeiten

Im Bereich des Haftungsrechtes befinden wir uns im Bürgerlichen Gesetzbuch. Grundlegend gibt es zwei Unterscheidungsmerkmale.

Zum einen kann es im Schadensfall im Zivilrecht zu einer „Haftung aus Vertrag" (vertragliche Haftung) kommen.[46]

Damit es zur vertraglichen Haftung kommen kann, wird ein Verstoß eines Vertragspartners oder z.B. dessen Erfüllungsgehilfen gegen einen rechtlich bestehenden Vertrag vorausgesetzt. Ein solcher Vertrag könnte ein Kaufvertrag beim Kauf eines Notfallassistenten sein. Nicht zu vergessen bestehen auch vertragliche Verhältnisse zwischen einem Versicherten und seiner Krankenkasse und zwischen den Kassen und den Lieferanten oder Herstellern von Hilfsmitteln. Auch ein Vertrag zwischen Herstellern des Notfallassistenten und einer Krankenkasse ist denkbar.

Zum anderen gibt es noch die „Haftung aus Delikt" (deliktische Haftung), welche auch zu Schadenersatzansprüchen führen kann, wenn ein unerlaubtes Handeln vorliegt.[47]

Ein Delikt bezeichnet ein unerlaubtes Handeln und entsteht aus einer widerrechtlichen (unerlaubten) Handlung einer Person gegenüber einer anderen Person. Dieses

---

[45] vgl. Schwab, et al., S. 73ff

[46] vgl. Schmidt, et al., S. 255 ff; vgl. Weismantel, S. 45

[47] vgl. Trenczek, et al., S. 209; vgl. Weismantel, S. 45

unerlaubte Handeln liegt vor, wenn schutzwürdige Interessen oder erworbene Rechte (z.B. Rechtsgüter) einer Person beeinträchtigt werden.[48]

Bei einer Verletzung von bestehenden Rechtsgütern (z.B. Leben, Körper, Freiheit, Eigentum, Gesundheit)[49] besteht gegenüber dem Geschädigten nach § 823 BGB eine Schadenersatzpflicht des materiellen Schadens. Dies ist denkbar, wenn einem Anwender des Notfallassistenten durch diesen ein materieller Schaden (z.B. Beschädigungen im Wohnumfeld durch den mobilen Teil) entsteht. Im Rahmen des Schadenersatzes muss nach § 249 BGB der Zustand hergestellt werden, welcher ohne Eintreten des Schadens vorliegen würde. Separat oder zusätzlich können nach § 253 BGB Ansprüche auf immateriellen Schaden gestellt werden. Dies ist das sogenannte „Schmerzensgeld". Ein Anspruch auf Schmerzensgeld kann z.B. gestellt werden, wenn der Notfallassistent eine Person körperlich verletzt oder schädigt.

Im Zusammenhang mit der deliktischen Produzentenhaftung nach §§ 823 ff. BGB ist jede Person anspruchsberechtigt, deren Rechtsgüter durch ein fehlerhaftes Produkt verletzt wurden. Demnach bezieht sich ein möglicher Anspruch nicht nur auf den Produktbenutzer (BGH BB 1981, 1913). Zudem haben Gewerbetreibende und Unternehmen – nicht nur private Benutzer - einen Anspruch im Schadensfall (vgl. BGHZ 51, 91; 59, 303; 64, 46; 67, 359; 105, 346 ).[50]

Es ist auch abzuwägen, ob eine Fahrlässigkeit des Anwenders, des Herstellers oder des Lieferanten vorliegt. Nach § 276 BGB handelt derjenige fahrlässig, der die angemessene Sorgfalt nicht beachtet.[51]

Besteht ein Anspruch eines Geschädigten gegenüber mehreren Schuldnern (z.B. Herstellern), wird nach § 840 Abs. 1 BGB eine Gesamtschuldneranordnung gebildet. Der Geschädigte kann nun von jedem der Schuldner Teile oder von einem Schuldner den gesamten Ersatz einfordern.[52] Wurde von einem der Gesamtschuldner der gesamte Ersatz geleistet, so hat dieser nach § 426 BGB einen Anspruch auf einen

---

[48] vgl. Schwab, et al., S. 113 ff

[49] vgl. Kuhlmann, S. 4

[50] vgl. Löschner, S. 16

[51] vgl. Schwab, et al., S. 121

[52] Wandt, Kommentar EG-Richtlinie, Band 2, Broschüre 21 Rn. 4; Selb, S. 27

Ausglich gegenüber den anderen Gesamtschuldnern (BayObLG NJW-RR 1999, 590).[53]

## 6.2. Produkthaftung aus dem Produkthaftungsgesetz

Das deutsche Produkthaftungsgesetz (ProdHaftG) stellt die Übertragung der EG-Richtlinie (AB1 EG vom 7.8.1985 Nr. L210/29) in das deutsche Recht dar (BGB1. I S. 2198). Diese EG-Richtlinie dient dem Zweck der Angleichung der Verwaltungs- und Rechtsvorschriften der Produkthaftung auf die einzelnen Mitgliedsstaaten der EU.[54]

### 6.2.1. Ursprünge der Produkthaftung

Die Produkthaftung wurde mit der wirtschaftlichen und industriellen Entwicklung um die Jahrhundertwende zum 20. Jahrhundert relevant. Durch die damit verbundene wachsende industrielle Massenproduktion stieg auch das Risiko für den Kunden, ein fehlerhaftes Produkt zu erhalten. Die Produktendkontrolle und Güteprüfung waren noch nicht so weit entwickelt, wie wir es aus heutiger Sicht mit Qualitäts- und Sicherungsprüfungen kennen. Durch die damalige Endkontrolle der Produkte konnte ein menschliches Fehlverhalten (z.B. Fehler wird vom Prüfer übersehen) nicht ausgeschlossen werden. Für den Kunden als Geschädigten war dies mit einer sehr schwierigen Beweisführung (seinen Schaden zu beweisen) verbunden. Ein für den Hersteller wichtiger Aspekt ist der betriebswirtschaftliche Aspekt. Güteprüfungen verursachen sehr hohe Kosten. Diese Mehrkosten werden auf das Produkt, den Notfallassistenten, umgelegt und erhöhen auch den Absatzpreis des Produktes. Demnach müssen die durch Güteprüfung und Qualitätssicherung entstehenden Kosten immer im ökonomisch zumutbaren Bereich bleiben. Die Folge wäre sonst, dass der Notfallassistent als Produkt zu teuer wird und nicht mehr absetzbar ist. Demnach hat der Hersteller schon einen gewissen Einfluss auf den Grad der Produktprüfung und die Höhe des Absatzpreises. Allerdings produziert ein Betrieb nicht

---

[53] vgl. Löschner, S. 27

[54] vgl. Eberstein, et al., S. 32

uneigennützig. Er erhält bei einem funktionierenden Markt auch den Nutzen (Gewinn) aus dem Absatz der Notfallassistenten. Die durch fehlerhafte Produkte entstehenden Mehrkosten kann er durch seine Versicherungen decken lassen. Die Versicherungskosten (z.B. Produkt- und Betriebshaftpflicht) gehen hingegen in die Gesamtpreiskalkulation ein und lassen den Produktendpreis ansteigen. Hingegen hat der Käufer mit einem erworbenen fehlerhaften Produkt einen Nachteil gegenüber den anderen Käufern mit einem erworbenen fehlerfreien Produkt. Eine Kostenumlegung zur Abwendung des eigenen Nachteils ist dem Käufer nicht möglich. Außerdem entstehen Produktionsfehler im Verantwortungsbereich und in der Sphäre des Herstellers. Dieser ist demnach auch für die Folgen verantwortlich. Ein weiterer Grund, dem Hersteller das Produktrisiko anzulasten, lässt sich auf die Werbung zurückführen. Mit dieser wird ein Vertrauensverhältnis geschaffen und das Kaufverhalten des Kunden beeinflusst.[55]

Entstehen durch die Benutzung eines Produktes Schäden, kann der Hersteller hierfür in die Produkthaftung genommen werden. Hierzu gibt es neben der Haftung aus dem BGB auch noch das Produkthaftungsgesetz (ProdHaftG).


## 6.2.2. Erläuterungen des Produkthaftungsgesetzes

In § 1 ProdHaftG wird der Betriff der Haftung geregelt. Der Hersteller eines Notfallassistenten als Produkt ist im Schadensfall (Todesfall, Gesundheits- oder Körperverletzung) verpflichtet,  dem Geschädigten den entstandenen Schaden zu ersetzen. Entsteht ein Sachschaden wird dieser nur ersetzt, wenn der Sachschaden nicht am Notfallassistenten als Produkt sondern an einer anderen Sache entstanden ist. Zudem darf die geschädigte Sache nur für den privaten Gebrauch bestimmt sein und muss hauptsächlich vom Geschädigten genutzt werden. Die Hersteller von im Endprodukt verbauten Teilprodukten können nach § 1 Abs. 3 ProdHaftG nicht haftbar gemacht werden, wenn der Schaden durch einen Konstruktionsfehler des Endproduktes oder durch die Anleitung des Herstellers des Endproduktes verursacht wird.

---

[55] vgl. Eberstein, et al., S. 23 ff

Es kann nach § 1 Abs. 2 ProdHaftG auch zu einer Aufhebung der Ersatzpflicht des Herstellers kommen. Die Ersatzpflicht stellt die Verpflichtung zum Leisten von Schadenersatz dar. Der Hersteller muss demnach keinen Schadenersatz leisten, falls er sein Produkt nicht in den Verkehr gebracht hat, der Produktfehler zum Zeitpunkt der Inverkehrbringung nicht vorhanden war oder er das Produkt nicht für wirtschaftliche Zwecke (z.B. Vertrieb) hergestellt hat. Zudem ist der Hersteller auch nicht zur Ersatzpflicht verpflichtet, wenn der Produktfehler in der Zeit, in der der Notfallassistent als Produkt in Verkehr kam, nach dem Stand der Technik und Wissenschaft nicht zu erkennen war oder er zum entsprechenden Zeitpunkt zwingenden Rechtsvorschriften entsprochen hat und der Fehler auf diese zurückzuführen ist.

Der Träger der Beweislast ist im Schadensfall nach § 1 Abs. 4 ProdHaftG der Geschädigte. Er muss demnach auch den Zusammenhang zwischen dem Fehler und dem aufgetretenen Schaden beweisen.

Ein Anspruch nach § 1 ProdHaftG kann auch verjähren. Die Verjährungsfrist beträgt nach § 12 ProdHaftG drei Jahre. Sie beginnt ab dem Zeitpunkt, an dem der Geschädigte den Schaden, den aufgetretenen Fehler und den Ersatzpflichtigen (z.B. Hersteller) zur Kenntnis genommen hat oder dies hätte tun müssen. Die Frist von drei Jahren wird während laufender Verhandlungen über zu leistenden Schadenersatz gehemmt.

Es ist zu beachten, dass Ansprüche nach § 1 ProdHaftG gegenüber dem Hersteller nur in den ersten 10 Jahren, nachdem der Hersteller das Produkt in Verkehr gebracht hat, gestellt werden können. Dies wird als „Erlöschen von Ansprüchen" bezeichnet und ist in § 13 Abs. 1 ProdHaftG geregelt. Bei einem laufenden Rechtsstreit oder Mahnverfahren erlischt dies nicht. Besteht ein rechtlich festgelegter Anspruch oder ein außergerichtlicher Vergleich kann § 13 Abs. 1 ProdHaftG nicht angewendet werden. Dies ergibt sich aus § 13 Abs. 2 ProdHaftG.

Ein im Voraus getroffener Ausschluss oder eine Beschränkung der Herstellerersatzpflichten nach ProdHaftG sind nach § 14 ProdHaftG nicht möglich.

Nun erscheint es mir wichtig, die im Gesetz beschriebenen Begrifflichkeiten zu erklären. Hierbei handelt es sich um das Produkt an sich, einen vorhanden Fehler und den Hersteller. Ein Produkt ist nach § 2 ProdHaftG jede bewegliche Sache oder auch ein Teil einer beweglichen oder unbeweglichen Sache – dem entspricht der Notfall-assistent oder dessen Teile. Bietet ein Produkt nicht die Sicherheit, welche unter Berücksichtigung aller Umstände (z.B. der Darbietung, mit dem zu rechnenden Gebrauch, Zeitpunkt der Inverkehrnahme) erwartet werden kann, liegt nach § 3 Abs. 1 ProdHaftG ein Fehler im Produkt vor. Wird zu einem späteren Zeitpunkt ein weiteres möglicherweise verbessertes Produkt in Verkehr gebracht, so hat das vorherige Produkt nach § 3 Abs. 2 ProdHaftG nicht automatisch einen Fehler.

Als Hersteller kann nach § 4 Abs. 1 ProdHaftG der Hersteller eines Grundstoffes, eines Teil- oder Endproduktes des Notfallassistenten bezeichnet werden. Zudem zählen auch diejenigen als Hersteller, die ihre Marke, ihren Namen oder unterschei-dungskräftige Kennzeichen am Notfallassistenten als Produkt anbringen (z.B. FH Frankfurt). Auch wer ein Produkt mit wirtschaftlichem Interesse (z.B. Verkauf, Vermietung, Vertrieb) im europäischen Wirtschaftsraum einführt, gilt nach § 4 Abs. 2 ProdHaftG als Hersteller. Ist der Hersteller unbekannt, so zählt der Lieferant des Produktes als Hersteller. Nach der Zusendung einer Aufforderung des Geschädigten den eigenen Lieferanten des Produktes zu benennen, hat der Lieferant nach § 4 Abs. 3 ProdHaftG einen Monat Zeitfrist, dem nachzukommen. Kommt er dieser Aufforde-rung nicht nach gilt er selbst weiterhin als Hersteller.

Besteht ein Anspruch auf Schadenersatz gegenüber mehreren Herstellern, wird nach § 5 ProdHaftG eine Gesamtschuldnergemeinschaft gebildet. Inwieweit der einzelne Hersteller dieser Gemeinschaft für den Schaden ersatzpflichtig ist, hängt vom Umfang der einzelnen Beteiligung an der Schadenverursachung ab. Zusätzlich können in diesem Zusammenhang ggf. auch §§ 421 bis 425 und § 426 Abs. 2 BGB angewendet werden.

Kann bei der Schadenentstehung ein Mitverschulden des Geschädigten festgestellt werden, wird im § 6 ProdHaftG auf den anzuwendenden § 254 BGB verwiesen. Ein Mitverschulden kann z.B. durch eine Unachtsamkeit oder eine Fahrlässigkeit verursacht werden.

Nach § 254 BGB hängt der Umfang der Ersatzpflicht des Schadens von den jeweili-gen Umständen der Schadenentstehung ab. Hierbei wird geschaut durch wen der Schaden vorwiegend verursacht wurde. Zudem trifft den Geschädigten nach § 254 Abs. 2 BGB auch eine Schuld, wenn er den Täter (Hersteller) nicht auf den

Schaden aufmerksam gemacht oder versucht hat, den Schaden zu verhindern oder zu mindern. Liegt eine Sachbeschädigung und ein Mitverschulden des Geschädigten vor, wird nach § 6 Abs. 1 ProdHaftG  das Verschulden des Geschädigten mit dem Verschulden der Person, die die Gewalt an der Sache ausgeübt hat, gleichgesetzt.

Setzt sich die Verursachung des entstandenen Schadens zugleich aus einem Produktfehler und dem Handeln eines Dritten zusammen erhält der Hersteller nach § 6 Abs. 2 ProdHaftG keine Haftungsminderung.

Allerdings gibt es einen Haftungshöchstbetrag bei einem durch einen Notfallassistenten als Produkt oder mehrere Produkte mit selbigem Fehler verursachten Personenschaden. Dieser Höchstbetrag liegt nach § 10 ProdHaftG bei 85 Millionen Euro. Kommt es hingegen zu einem Sachschaden, hat der Geschädigte einen Schaden bis zu 500 Euro selbst zu tragen. Demnach sind im Schadensfall erst Sachschäden ab 500,01 Euro zu ersetzen.

# 7. Kosten- und Nutzenabwägung

Aus betriebswirtschaftlicher Sicht (s. 8.5. Betriebswirtschaftliche Finanzplanung) sollen die durch die Entwicklung eines Notfallassistenten als technische Lösung entstehenden Kosten (s. 8.4. Ökonomische Aspekte bei der Entwicklung technischer Lösungen) durch die spätere Produktion und den Vertrieb refinanziert werden. Es sollte also mittel- und langfristig mit dem Vertrieb ein Gewinn abfallen. Die Zeitspanne von der Markteinführung (s. 8.6. Markteinführung) des Produktes bis zum Ende der Refinanzierungsphase (der anfallenden Entwicklungskosten) hängt von verschiedenen Faktoren ab. Zum einen ist dies der Faktor Abgabepreis und zum anderen die Anzahl der verkauften Produkte.

Wir verlassen die Sicht des Entwicklers und wechseln zur Sicht des Anwenders. Die Entscheidung eines Versicherten zur Anwendung eines Notfallassistenten hängt meiner Meinung nach von zwei Hauptkriterien ab. Diese sind der individuelle Nutzen und die anfallenden Kosten. Die Entwicklungskosten sind für ihn hingegen weitaus uninteressant. Für den Kunden hingegen sind die Anschaffungs- und Betriebskosten relevant.

Würde der Notfallassistent als Hilfsmittel von einer Krankenkasse an deren Versicherte verliehen oder für sie finanziert, so würde die Krankenkasse an die Stelle des Käufers treten. Diese muss sich hierbei aber an Wirtschaftlichkeitskriterien halten (s. 8.2. Wirtschaftlichkeit im Gesundheitswesen). Für einen Versicherten hingegen würde der sichtbare Kostenfaktor wegfallen, da die Kasse für ihn zahlt. Demnach könnte der Versicherte einen Nutzen für sich schon dann sehen, wenn er ihn unter Eigenfinanzierung noch nicht sehen würde. Demnach hat die Übernahme der Finanzierung wiederum einen Einfluss auf die Anzahl der abgesetzten Produkte. Welcher angenommene Fall für den Entwickler den größten Gewinn erzielen würde, ist im Rahmen dieser Arbeit nicht zu beantworten.

Die Kosten des Abgabepreises (Anschaffungskosten) und des Betriebes eines Notfallassistenten, dem durch deren Anwendung entstehenden Nutzen für den Versicherten gegenüber zu stellen, ist auch unter Berücksichtigung branchenspezifischer Details (s. 8.3. Ökonomie im Kontext mit der Patientenversorgung) nicht durch eine einfache betriebswirtschaftliche Rechnung möglich. Dies begründet sich auch daraus, dass der für den einzelnen Menschen individuelle Nutzen schwer messbar ist

(s. 8.1. Lebensqualität im Zusammenhang mit dem individuellen Nutzen). Die Messbarkeiten (Kosten und Nutzen) müssten allerdings vorhanden sein, um einen Vergleich mit den Anschaffungs- und Betriebsosten anzustellen oder um ein Bewertungssystem zur Kosten- Nutzenbewertung zu entwickeln.

Bisher wurden immer Entwicklungs-, Anschaffungs- und Betriebskosten des Notfallassistenten gesehen. Einen weiteren wichtigen Kostenpunkt stellen die individuellen Versorgungskosten des einzelnen hilfsbedürftigen Menschen (Nutzer der technischen Lösung) dar.

Meiner Meinung nach müssten mittel- und langfristig geplant die individuellen Versorgungskosten mit den Anschaffungs- und Betriebskosten einer technischen Lösung so verrechnet werden, dass auf einer Zeitskala ersichtlich wird, ab wann eine Versorgung mit der Unterstützung einer technischen Lösung im Vergleich zu einer Versorgung ohne eine technische Lösung günstiger oder auch teurer wird. Unabhängig von dieser Rechnung müsste der Nutzen für den Patienten ermittelt werden und in einen Vergleich mit monetären Mitteln treten. An einem Zeitstrahl könnte dann in Monaten oder Jahren der Kosten- Nutzen abgelesen werden.

Dies wirft meiner Meinung nach zwei Probleme auf. Zum einen sind die Kosten an dieser Stelle nicht ermittelbar, um eine Rechnung durchzuführen. Dies ergab auch ein Gespräch mit Herrn Prof. Dr. Döben-Hennig. Zum anderen sehe ich es als sehr fraglich an, den individuellen Nutzen mit dem Faktor Geldeinheiten zu vergleichen und nach diesem Vergleich eine Entscheidung über die Finanzierbarkeit zu treffen.

## 7.1. Lebensqualität im Zusammenhang mit dem individuellen Nutzen

Ich möchte gerne beispielhaft annehmen, dass mit dem individuellen Nutzen auch die individuelle Lebensqualität steigt.

Die gesundheitsbezogene Lebensqualität eines Menschen kann beurteilt werden. Hierzu wird die Lebenssituation als Maßstab eingesetzt und diese für einen einzelnen Menschen z.B. als befriedigend oder unzureichend eingeschätzt. Im Jahr 1996 wurde durch die World Health Organization (WHO) diese Definition durch die „gesundheitsbezogene Lebensqualität" als zu messenden Aspekt von Gesundheit und

Krankheit ergänzt. Zur Einschätzung kann das ursprüngliche amerikanische Messinstrument SF-36 Health Survey eingesetzt werden. Mit diesem wird mit 36 Fragen in acht Dimensionen die subjektive Gesundheit erfasst. Da die Dimensionen verhaltensorientiert sind, ist dieses Verfahren pflegewissenschaftlich allerdings umstritten. Beispielsweise könnte eine Selbsteinschätzung unter professioneller Pflege ein anderes Ergebnis erzielen. Zudem wird im Pflegekontext eine aus der persönlichen Einschätzung resultierenden Einflussmöglichkeit auf den zukünftigen Krankheits- und Lebensverlauf angesprochen. Die sich aus einer schlechten Lebensqualitätsbeurteilung ergebenden Konsequenzen sind aus ethischer Sicht umstritten (s. 8.1.1. Technische Lösungen aus ethischer Sicht). In diesem Zusammenhang geht es u.a. um Thematiken, wie lebensverlängernde oder kostenintensive Behandlungen.[56]


## 7.1.1. Technische Lösungen aus ethischer Sicht

Die Nutzer eines Notfallassistenten sind nicht immer unbedingt behindert, aber es ist anzunehmen, dass sie in einem gewissen Umfang einen Unterstützungsbedarf aufweisen. Pflegebedürftige Menschen bemerken meiner Meinung nach ihre Einschränkungen oftmals als solche. Ist jemand von Geburt an behindert, so sieht er dies als normal an.

Demnach ist ein behinderter Mensch aus seiner Sichtweise nicht behindert. Er lebt lediglich unter anderen Bedingungen. Ihm obliegt das Urteil über seine Situation selbst. Kein Außenstehender sollte über einen anderen Menschen urteilen. Andernfalls wird ein anderer Mensch zu einem Bewertungsobjekt. Zur Vermeidung dessen soll jeder für sich die Fragen nach dem Leben, dessen Zumutbarkeit oder die Beurteilung der individuellen Lebensqualität selbst beantworten.[57]

Dies gilt meiner Meinung nach auch für Menschen mit Unterstützungsbedarf. Inwieweit sich die eigene Lebensqualität mit der Anwendung einer technischen Lösung beeinflussen lässt, muss auch jeder individuell für sich beantworten.

---

[56] vgl. Wied, S. 416

[57] vgl. Pöltner, S. 86, 87

Es kann immer zu Situationen kommen, in denen ein Mensch mit Unterstützungsbedarf ärztlicher oder pflegerischer Hilfe bedarf. Bedingt durch eine derartige Situation kann ein Abhängigkeitsverhältnis entstehen.

Eine solche Situation kann als eine Form des Miteinanders zwischen Patienten und Arzt angesehen werden. Es entsteht ein Arzt-Patienten-Verhältnis. Dieses hat das Ziel, durch das Wirken des Arztes die Not am Patienten zu lindern. Wobei sich wiederum die Rechtfertigung des ärztlichen Tätigwerdens aus der Not begründen lässt (8.1.2. s. Ethik im Zusammenhang mit der Medizin). Das besondere Vertrauensverhältnis zwischen Arzt und Patienten lässt sich aus der ärztlichen Führsorgepflicht (oberstes ärztliches Gebot - salus aegroti suprema lex) ableiten. Nach dieser sollte ein Arzt immer das anstreben, was für seinen Patienten am besten ist. Das auf dem Vater-Kind-Verhältnis beruhende Führsorgeethos lässt sich in zwei Grundsätze einteilen. Dies ist zum einen die Schadensvermeidung (nihil nocere) und zum anderen heilen und wohltun (benefacere). Das Vertrauen ist beidseitig gegeben. Der Arzt vertraut darauf, dass der Patient mitzieht und seine Situation verbessern möchte. Umgekehrt vertraut der Patient auf die Hilfe des Arztes.[58]

Diese Hilfe kann z.B. auch durch eine ärztliche Verordnung des richtigen Hilfsmittels, z.B. dem mobilen Teil des Notfallassistenten, erfolgen.

Ein ethisches Problem ergibt sich aus dem individuellen Heilungsauftrag. Dieser kann nur erfüllt werden, wenn die Forschung ein Interesse an der Findung erfolgsversprechender Behandlungsmöglichkeiten hat.[59]

Meiner Meinung nach muss auch der Arzt darauf vertrauen können, dass die entsprechenden technischen Lösungen und Hilfsmittel (z.B. der Notfallassistent), die er benötigt, zur Verfügung stehen. Demnach sollte die Forschung immer sinnvolle Lösungen entwickeln und bis zur Marktreife bringen.

Ein ethisch-ökonomisches Problem ergibt sich aus dem Vergleich der medizinischen Machbarkeit (Therapiemöglichkeiten) gegenüber den monetären Ressourcen im Zusammenhang mit der Finanzierbarkeit. Als Ursachen der Möglichkeit der Finan-

---

[58] vgl. Pöltner, S. 89 ff

[59] vgl. Pöltner, S. 113

zierung können z.B. der medizinische Fortschritt mit neuen und teuren Therapieverfahren, ein steigender Anteil älterer Menschen in der Gesellschaft, das vermehrte Auftreten chronischer Krankheiten und eine erhöhte Nachfrage mit einem erhöhten Anspruchsdenken an das nach solidarischem Grundsatz finanzierte Gesundheitswesen angesehen werden.

Welche Kriterien zur Verteilung medizinischer Leistungen angewendet werden und nach welchen Gesichtspunkten die Gerechtigkeit der Verteilung einzuschätzen ist, wird hierbei aus ethischer und aus finanzieller Sicht zu beantworten sein.

Im Bezug einer Kosten-Nutzenabwägung unter ethischen Aspekten sind auch unsere Grundrechte mit einzubeziehen. Insbesondere die Unantastbarkeit der Menschenwürde ist hierbei zu beachten. Denn die Würde stellt die Basis der Abwägung dar. Die Würde beinhaltet auch den Schutz für das Leben und den Leib. Sollte man die „Würdigkeit" (sozialer Stand, Alter, etc.) im Rahmen einer Einteilung oder Beurteilung als Entscheidungsfaktor zu Grunde legen, würde dies einen ethischen Konflikt bedeuten. Ein selbiges Problem tritt bei der Kosten- Nutzenabwägung einer Anwendung teurer medizinischer Verfahren oder dem Notfallassistenten auf.[60]

Es besteht die Gefahr, dass Gesundheit als Ware nach marktwirtschaftlichen Kriterien gehandelt wird.[61] Zudem besteht meiner Meinung nach ein Interesse der Kostenträger eben diese Kosten zu reduzieren und dabei ethische Gesichtspunkte zu vernachlässigen.


## 7.1.2. Ethik im Zusammenhang mit der Medizin

Die Akzeptanz sittlicher Grundüberzeugungen (gut und böse) bildet die Basis der Medizin-Ethik. Sie unterscheidet sich von der Ethik durch die besondere Situation des medizinischen Handelns, ist aber nicht als Sonderform der Ethik einzustufen. Vielmehr geht es um eine kritische und methodische Reflexion der Haltungen und Handlungen einzelner im Gesundheitswesen aktiver Akteure.[62]

---

[60] vgl. Pöltner, S. 301

[61] vgl. Pöltner, S. 287

[62] vgl. Pöltner, S. 21

Medizinisches Handeln ist historisch gesehen genauso alt wie der Versuch, die angewandten Mittel des Handelns und Handlungsziele zu rechtfertigen. Ärztliches oder pflegerisches Handeln kann zweidimensional angesiedelt werden. Die erste Dimension stellt das sittlich-praktische Handeln dar. Die dem Arzt zur Verfügung stehenden Mittel (und Therapien) müssen von ihm verantwortungsbewusst eingesetzt werden. Um dies tun zu können, sollte er über ein Fach- und Sachwissen verfügen und er muss die ihm zur Verfügung stehenden Mittel kennen. Zudem ist auch die berufliche Grundhaltung des individuellen Arztes ein wichtiger Einflussfaktor für seine zu treffenden Entscheidungen. Die andere Dimension stellt die fachlich-technische Dimension dar. Demnach sollte der Arzt seine durchgeführten Therapien erlernt haben und fachgerecht anwenden können.[63]

Medizinische Forschung basiert oftmals auf angewendeten naturwissenschaftlichen Forschungsmethoden. Kommt es zu einem Erfolg, können sich neue Handlungsmöglichkeiten (für Medizin und Pflege) ergeben. Diese können u.a. in den Bereichen der Operationstechnik, Diagnostik, Therapie, Reproduktionsmedizin oder Prävention liegen. Bedingt durch den Fortschritt ergeben sich auch Veränderungen im Verantwortungsbereich der Medizin. In diesem Zusammenhang könnten u.a. die Fragen nach dem Anfang (Embryonalentwicklung) und Ende des Lebens oder die Gentechnologie als beispielhafte Themenbereiche angesehen werden. Zum Erfahrungsgewinn wird in Naturwissenschaften ein Experiment durchgeführt. Dies bedeutet den Gewinn einer methodisch reduzierten Erfahrung durch Quantifizierung, Reproduzierung und Prognostizierung. Dadurch entsteht im Bereich der Medizin durch eine Perspektivenverschiebung die Gefahr, dass Patienten entpersonalisiert und anonymisiert werden. Dies könnte sich so äußern, dass Patienten nicht mehr mit dem Namen sondern mit der Krankheit angesprochen werden – z.B. der Infarkt in Zimmer 5.[64] Zudem ändert sich auch das Rollenbild des Mediziners, da er aufgrund des Fortschritts und der damit verbundenen Institutionalisierung vielen Funktionen nachkommen muss. Er muss sich dadurch um ärztliche und ökonomische Aufgaben kümmern.[65]

---

[63] vgl. Pöltner, S. 11

[64] vgl. Pöltner, S. 12

[65] vgl. Pöltner, S. 13

### 7.1.3. Ethik und rechtliche Zusammenhänge

Ethik und Recht sind beide normative Wissenschaften und stellen keinen gegenseitigen Ersatz füreinander dar. Der Anwendungsunterschied besteht darin, dass die Ethik sich argumentativ auf das Gewissen beruft und das Recht sanktionierend handelt. Demnach stimmen die ethische Billigung und die rechtliche Erlaubnis nicht immer überein. Die Frage nach der Gerechtigkeit von Gesetzen ist dennoch eine ethische Frage. Es kann durchaus Gesetze geben, die mit dem Gewissen nicht zu vereinbaren sind. Also kann Ethik nicht das Recht ersetzen, denn sie werden beide benötigt. Das Recht braucht die Ethik, wenn keine formale Zwangsordnung entstehen soll. Dies ist in Form von ethischen Implikationen in der Rechtssetzung ersichtlich. Dadurch können Gesetze gerechter werden. Im Zusammenhang fortschrittsbedingter erweiterter Möglichkeiten der Medizin werden rechtliche Regelungen nötig. Zur Findung dieser ist es sinnvoll, ethische Überzeugungen einzubeziehen. Formulierte Gesetze sind die Rahmenbedingungen einer Gesellschaft und sollten auch ethischen Entscheidungsspielraum belassen. So kann im Einzelfall gerecht entschieden werden.[66]


### 7.2. Wirtschaftlichkeit im Gesundheitswesen

Mit der Einführung des Gesundheits-Reformgesetztes werden Versicherte und Leistungserbringer gleichermaßen angehalten, sich wirtschaftlich zu verhalten (Wirtschaftlichkeitsgebot). Nach § 2 Abs. 4 SGB V sollen Versicherte, Krankenkassen und Leistungserbringer darauf achten, Kassenleistungen nur im notwendigen Umfang zu beanspruchen oder zu erbringen. Zudem ist bei der Erbringung der Leistungen auf Wirtschaftlichkeit und auf Wirksamkeit zu achten. Nach § 12 SGB V müssen sich erbrachte Gesundheitsleistungen im Rahmen des Notwendigen befinden und sie müssen in zweckmäßiger und ausreichender Form erbracht werden.[67]

Die Notwendigkeit der Wirtschaftlichkeit bei der Leistungserbringung wird nach Rosenthal auch im vierten Kapitel des SGB V durch § 70 SGB V verlangt. Ergänzend gelten zur Absicherung einer nach der ärztlichen Kunst ausreichenden und

---

[66] vgl. Pöltner, S. 15, 16

[67] vgl. Rosenthal, S. 37 ff

zweckmäßigen Versorgung der Versicherten mit Heil- und Hilfsmitteln (z.B. des Notfallassistenten) die Versorgungsrichtlinien von Heil- und Hilfsmitteln. Eine in diesem Zusammenhang wichtige Richtlinie wurde nach Rosenthal am 26.02.1982 vom Bundesausschuss der Ärzte und Krankenkassen herausgegeben: „Richtlinie über die Versorgung von Heil- und Hilfsmitteln in der kassenärztlichen Versorgung". Nach einem Urteil des Bundessozialgerichtes vom 27.1.1965 (6 Ra 15/64 – BSD Bd. 22 S. 218, 220) muss die ärztliche Versorgung von Versicherten ausreichend und zweckmäßig sein. Dies setzt demnach Gründlichkeit und Sorgfalt voraus.[68] Meiner Meinung nach hat ein Versicherter demnach bei vorliegender Notwendigkeit Anspruch auf die Kassenfinanzierung eines Notfallassistenten.

Nach § 34 Abs. 4 SGB hat das Bundesministerium für Gesundheit in Kombination mit der Zustimmung des Bundesrates die Möglichkeit, über eine Rechtsverordnung der Heil- und Hilfsmittel zu bestimmen, die die Kasse nicht übernimmt. Bedingung hierfür ist ein geringer Abgabepreis oder ein umstrittener bzw. geringer therapeutischer Nutzen. Als eine solche Rechtsverordnung kann z.B. die „Verordnung über Hilfsmittel von geringem therapeutischen Nutzen oder geringem Abgabepreis in der gesetzlichen Krankenversicherung" vom 13.12.1989 angesehen werden. Mittlerweile gibt es auch Urteile (SG Würzburg vom 16.10.1991 – S3Kr54/91 –Batterien, SG Münster vom 28.06.1991 – S 14 Kr 128/90 – Mietgebühren für elektrische Muttermilchpumpe), die die Finanzierung dieser ausgeschlossenen Kassenleistungen gegen die besagte Verordnung von den Kostenträgern erzwingen. Dies sind alles keine höchstrichterlichen Entscheidungen. Demnach müssen weiterhin Einzelfalleinscheidungen eingeklagt werden.[69]

Ich würde gerne eine Parallele zum Notfallassistenten ziehen. Sollte der therapeutische Nutzen des Notfallassistenten nicht ausreichend sein, kann bezogen auf dieses Urteil eine Kassenfinanzierung dennoch möglich werden.

Kosten-Nutzen-Abwägungen sind im Bereich des unmittelbaren Behinderungsausgleichs nicht statthaft (BSG SozR 4-2500 § 33Nr. 30 RdNr- 11 = USK 2010 – 34 Lichtsignalanlage). Krankenkassen können daher die Versorgung mit einem fort-

---

[68] vgl. Rosenthal, S. 38

[69] vgl. Rosenthal, S. 39

schrittlichen, technisch weiter entwickelten Hilfsmittel nicht mit der Begründung ablehnen, dass der bestehende Versorgungsstand ausreichend sei, solange ein Ausgleich der Behinderung nicht vollständig im Sinne des Gleichziehens mit einem gesunden Menschen erreicht ist (BSGE 105, 170 = SozR 4 - 2500 § 36 Nr. Rd Nr. 15, 19 – digitale Hörgeräte; BSGE 93, 183 = SozR 4 – 2500 § 33 Nr. 8 – C-LegII). Demnach darf der Notfallassistent nicht mit einer kostenbedingten Begründung abgelehnt werden. Ist das Gleichziehen mit einem gesunden Menschen und dem Nutzer des Notfallassistenten erreicht, so wird die Notwendigkeit für den Notfallassistenten nicht mehr vorliegen.[70]


## 7.3. Ökonomie im Kontext mit der Patientenversorgung

Neben der Auswahl und der Ausführung der Behandlung stellt die Wirtschaftlichkeit einen wichtigen Punkt dar. Hierzu sind Ansätze ökonomischen Denkens im Gesundheitssektor unerlässlich.

Ökonomische Rationalität bedeutet, preiswerte Versorgungsoptionen auszuwählen. Unter diesen preiswerten Versorgungsoptionen wird individuell nach medizinischer Notwendigkeit eine qualitativ hochwertige Versorgungsoption gewählt. Zu diesen kann der Notfallassistent gehören. Zudem werden zwei Formen der ökonomischen Rationalität unterschieden. Mit der einzelwirtschaftlichen Rationalität sind die Wirtschaftlichkeit und die Gewinne einzelner Leistungserbringer gemeint. Hingegen wird mit der prozessbezogenen Sichtweise, der prozesswirtschaftlichen Rationalität, der diagnostische und therapeutische Gesamtprozess mit dem Ziel einer sinnvollen Prozessorganisation gesehen. Der Gesamtprozess besteht aus verschiedenen Teilprozessen. Demnach liegt ein Interesse der Prozessbeteiligten in der Optimierung ihrer jeweiligen Teilprozesse. Somit erzielen alle als Einheit einen höheren Gesamtgewinn und jeder der Beteiligten profitiert auch von den anderen. Auf vor- und nachgelagerte Bereiche wird in prozesswirtschaftlichen Systemen Rücksicht genommen.

Im Modell der integrierten Versorgung findet sowohl eine Förderung der einzelwirtschaftlichen Rationalität als auch eine Optimierung der prozesswirtschaftlichen

---

[70] Weismantel in Nolte in Leitherer § 33 SGB V RZ 11a

Rationalisierung statt. Die Ökonomie spielt hingegen bei der, in evidenzbasierten Leitlinien festgelegten, medizinischen Rationalität eine untergeordnete Rolle. Vielmehr geht es um die Findung der richtigen Versorgungsleistung unter der Berücksichtigung verschiedener Kriterien (u.a. Zeit, Ort und Preis). Es darf nicht vergessen werden, dass medizinische Leitlinien oftmals psychosoziale und pflegerische Aspekte vernachlässigen oder nicht beachten.[71]

Demnach sind medizinische Leitlinien nicht auf den individuellen Menschen, sondern nur auf medizinische Sichtweisen zugeschnitten. Aus meiner Sicht ist es denkbar, auch den Notfallassistenten in einzelne Leitlinien der Versorgung zu integrieren.

## 7.4. Ökonomische Aspekte bei der Entwicklung technischer Lösungen

Die durch den technischen Wandel und dem damit verbundenen Entstehen der Informationstechnologien bedingten Veränderungen fordern Erfolg im Umgang mit Informationen.[72] Der Notfallassistent ist auch eine Schnittstelle der Informationsübertragung und demnach als ein der Zeit angepasstes Hilfsmittel zu sehen.

Die Technologiestrategie stellt den Ursprung von Technologieprojekten dar. Die Zielsetzung solcher Projekte liegt in der Entwicklung von Markt- und Prozessleistungstechnologien. Zudem wird eine verbesserte Wettbewerbssituation durch die Erreichung von Marktleistungszielen angestrebt. Betriebswirtschaftlich gesehen fällt die Planung von Technologieprojekten unter den Bestandteil der operativen Planung und ist im Gesamtsystem der operativen Planung integriert. Zur Beurteilung von Unternehmen finanzierten Technologieprojekten stellt der prozentuale Anteil neuer Produkte des jährlichen Unternehmensumsatzes (Innovationsrate) eine Beurteilungsbesonderheit dar. Bei der Planung von Technologieprojekten sollte der Zieldefinition eine große Beachtung geschenkt werden, da diese Projekte mit vielen Unsicherheiten verbunden sind. Es ist auch sinnvoll, nach Entwicklungs- und Forschungsprojekten zu unterscheiden. Ich möchte die Unterscheide an dieser Stelle kurz

---

[71] Badura, et al., S. 100 ff

[72] vgl. Blattner, S. 735

erläutern. Dem Funktionsbereich des Technologiemanagements sind Forschungsprojekte zugeordnet. Mit diesen wird entweder zur Realisierung von Ergebnissen angewendete Forschung oder zum Gewinn von allgemeinem Wissen Grundlagenforschung betrieben. Die Zielformulierung bei Forschungsprojekten ist durch eine offene Formulierung geprägt. Entwicklungsprojekte, wie die Entwicklung des Notfallassistenten, hingegen finden ihre Zugehörigkeit im Funktionsbereich Marktleistungsentwicklung. Durch angewandte Forschung in Entwicklungsprojekten werden unter konkreter Zielverfolgung Forschungsprojekte umgesetzt. Zur Definition von Zielen für Entwicklungsprojekte sollten genaue und im Einzelnen überprüfbare Aussagen getroffen werden. Neben den allgemeinen Projektzielen des gesamten Entwicklungsprojektes sollten auch Ziele für die einzelnen Projektaktivitäten festgelegt werden. Zudem muss eine Festlegung von Terminen und Ressourcen (sachlich, finanziell und personell) erfolgen. Mit dieser genauen Planung soll verhindert werden, dass das Projekt einen ungeplanten Verlauf annimmt. Ein mögliches ökonomisches Problem kann aus der Entwicklungszeitüberschreitung entstehen. Diese Zeitüberschreitung hat einen erhöhten Projektaufwand zur Folge und führt zum späteren Markteintritt des entwickelten Endproduktes. Somit ist auch mit Umsatzverlusten zu rechnen. Einen weiteren wichtigen Faktor für den Erfolg von Technologieprojekten stellt die Kommunikation dar.[73] Auf Grund der unterschiedlichen Informationsbeschaffungsmethoden von Ingenieuren und Wissenschaftlern wurde das Gatekeeper-Konzept entwickelt.[74] Auf dieses möchte ich an dieser Stelle nicht näher eingehen.

Die Planung eines Notfallassistenten als ein neues Produkt sollte auch eine durch das Marketing festgelegte Produktdefinition enthalten. Diese beinhaltet z.B. die Produktleistung, das Marktpotential, die Expansion, die Vertriebskanäle, den Preis, die Restriktion und den zeitlichen Rahmen. Mit der Produktleistung wird die Effizient dargelegt und beschrieben, was das Produkt leisten soll. Das Marktpotential beschreibt die Marktsättigung und den Kundenkreis. Mit der Expansion sind die Absatzländer gemeint. Der Preis, den der Endverbraucher zahlen soll, wird im Punkt „Preis" erörtert. Unter Vertriebskanäle fällt die Chancenabwägung, das Produkt

---

[73] vgl. Blattner, S. 737

[74] vgl. Blattner, S. 738

wirklich verkaufen zu können und die Abschätzung, zu welchen Konditionen der Vertrieb funktionieren würde. Ob Zulassungen einzuholen oder Vorschriften einzuhalten sind, wird unter Restriktionen beantwortet. Mit der Zeit ist der Einführungszeitraum des Produktes auf dem Markt gemeint.[75]

Diese Marketingaspekte alle – soweit überhaupt möglich - gewissenhaft zu eroieren würde den Rahmen meiner Arbeit sprengen. Aus diesem Grund lasse ich diese Punkte unbeantwortet stehen.


## 7.5. Betriebswirtschaftliche Finanzplanung

Zur Kostenplanung sollte als erstes der langfristige Bedarf an benötigten Vermögenswerten festgestellt werden. Diese Vermögenswerte könnten z.B. technische Geräte, der Notfallassistent oder andere Hardware sein. Nun erfolgt die Feststellung der Summe der benötigten Finanzmittel. Im nächsten Schritt werden die zur Verfügung stehenden Finanzquellen gesucht. Herr Prof. Dr. Geyer sieht ein Problem in einer genauen Kostenplanung über einen längeren Zeitraum und empfiehlt deshalb finanzielle Reserven zu berücksichtigen. Diese könnten bei unerwartet auftretenden Unwägbarkeiten eingesetzt werden.[76]

Die Entwicklung des Notfallassistenten wird aus beantragten Forschungsgeldern finanziert. Deshalb sollte vorab ein Finanzplan erstellt werden. Hierbei sehe ich ein Problem im Anlegen von monetären Ressourcen. Möglicherweise können weitere Gelder zusätzlich beantragt werden, falls die geplanten finanziellen Mittel nicht ausreichen sollten. Dies ist im Einzelfall zu prüfen.

Zur genauen Kostenplanung eines Entwicklungsprojektes werden auch noch weitere Kostenstellen, wie z.B. fixe Kosten (laufende vom Tagesgeschäft unabhängige Kosten), berücksichtigt. Auf diese möchte ich nicht eingehen, da eine genaue betriebswirtschaftliche Kostenplanerstellung an dieser Stelle zu umfangreich wäre. Zudem muss eine genaue Kostenplanung - nach Rücksprache mit Herrn Prof. Dr.

---

[75] vgl. Blattner, S. 160, 161

[76] vgl. Geyer, S. 142

Döben-Henisch (FH Frankfurt, Fachbereich 2) - auch detailliert mit den Entwicklungsingenieuren abgestimmt werden.

Für das Beispiel eines Entwicklungsprojekts ist auch immer zu bedenken, ob die Entwicklungskosten durch den späteren Vertrieb des entwickelten Produktes refinanziert werden sollen oder ob diese z.B. durch eine Förderung gedeckt sind.

Ein weiterer betriebswirtschaftlicher Aspekt könnte aus langfristiger Sicht des Kostenträgers in einem Kostenvergleich mit anfallenden Pflegekosten - z.B. durch einen ambulanten Pflegedienst oder einen Heimaufenthalt - ohne den Einsatz eines Notfallassistenten mit den anfallenden Pflege-, Anschaffungs-, Betriebs- und Wartungskosten unter Einsatz des Notfallassistenten durchgeführt werden.

Bei dieser Überlegung ist genau zu unterscheiden, wer der jeweilige Kostenträger ist. Als Kostenträger kommen Kunde, Kranken- oder Pflegekasse in Frage. Zudem sind auch Mischfinanzierungen denkbar, so dass z.B. der Kunde und die Pflegekasse jeweils einen Teil der Kosten tragen.

Eine große Rolle bei der Kostenverteilung kann die Tatsache spielen, ob der mobile Teil des Notfallassistenten im Hilfsmittelverzeichnis gelistet ist und von der Kasse finanziert wird oder nicht.


## 7.6. Markteinführung

Die Markteinführung eines neu entwickelten Produktes, wie dem Notfallassistenten, setzt den richtigen Zeitpunkt und eine intensive Marktbeobachtung voraus. Neben dem Produkt selbst ist der Einführungszeitpunkt ein wichtiger Faktor, der über Erfolg oder Misserfolg entscheidet. Mit einer erfolgreichen Markteinführung werden Marktanteile gewonnen, das Firmen- oder Hochschulimage des Entwicklers gestärkt und Mitbewerber verdrängt. Die Überlebensfähigkeit neuer Unternehmungen wird an den Maßstäben Innovationspotential und Innovationsgrad gemessen. Der am Gesamtmarkt gemessene Anteil neuer Produkte wird als Innovationspotential bezeichnet. Werden hingegen die Absatzmengen zum Anteil neuer Produkte in Beziehung gesetzt, nennt man dies den Innovationsgrad.[77]

Der Produktreifeprozess kann mit dem Gedankenmodell des „Produktlebenszyklus" veranschaulicht werden. Es ist zu beachten, dass Produkte unterschiedliche Lebenszyklen durchlaufen können.[78]

Der Notfallassistent kann meiner Meinung nach nicht an herkömmlichen wirtschaftlichen Lebenszyklen gemessen werden, da der Bedarf an technischen Lösungen für hilfsbedürftige Menschen immer vorhanden ist.

Eine  am Kundenbedürfnis orientierte und geschickte Markteinführung ist sehr wichtig. Deshalb kommt der Zeitspanne zwischen der Produktidee und der Markteinführung eine besondere Bedeutung zu (Time-to-Market). Nach der Einführungsphase folgen die Wachstumsphase, die Sättigungsphase und der Rückgang im Produktlebenszyklus. In der an dieser Stelle wichtigen Einführungsphase sind insbesonders hohe Kommunikations- und Marketingkosten zu beachten.[79]

Der Eintritt der Rückgangsphase ist im Falle des Produktes „Notfallassistent" fraglich und kann im Rahmen dieser Arbeit nicht geklärt werden.

Die Preispolitik stellt einen weiteren wichtigen Punkt der Markteinführung dar. Der Umsatz soll die Entwicklungskosten einspielen und gleichzeitig Rendite erzielen.

Bei der Preisfestlegung ist auch die Zahlbereitschaft des Kunden zu beachten. Diese hängt von der Dringlichkeit ab nach der das Produkt benötigt wird.[80] Würde ein Hilfsmittel einem Versicherten ein für ihn erhebliches Maß an Lebensqualität zurückgeben, die er ohne dieses nicht hätte, ist meiner Meinung nach eine Kaufbereitschaft anzunehmen.

---

[77] vgl. Blattner, S. 157

[78] vgl. Blattner, S. 161

[79] vgl. Blattner, S. 162, 163

[80] vgl. Blattner, S. 164, 165

# 8. Ergebnisse

Beginnend möchte ich verschiedene bestehende Vertragsverhältnisse darlegen. Die Vertragsbeziehungen zwischen den Verbänden der Krankenkassen und den Berufsverbänden der Leistungserbringer werden nach überwiegender Meinung dem öffentlichen Recht zugeordnet. Allerdings gibt es keine endgültige Regelung. Zudem bestehen Rahmenverträge zwischen den Krankenversicherungsträgern und den Leistungserbringern. Es besteht auch die Möglichkeit, Einzelfallvereinbarungen zwischen Krankenkasse und Leistungserbringer zu schließen. Dies setzt voraus, dass das erforderliche Hilfsmittel (der mobile Teil des Notfallassistenten) nicht zum Inhalt eines bestehenden Versorgungsvertrages gehört (s. 5.5.1. Rechtsbeziehungen zwischen den Berufsverbänden der Leistungserbringer und den Verbänden der Krankenkassen). Die Rechtsbeziehungen zwischen Hilfsmittellieferanten und Versicherten sind dem zivilrechtlichen Bereich zugeordnet. Auch Hilfsmittel, welche die von der Kasse getragenen Festbeträge überschreiten, können von einem Versicherten in Anspruch genommen werden. Den den Festbetrag überschreitenden Betrag muss der Versicherte als Eigenanteil tragen. Dies ist eine Möglichkeit für die Anschaffung eines mobilen Teiles des Notfallassistenten, wenn die Kasse diesen nicht voll finanziert (s. 5.5.2. Rechtsbeziehungen zwischen Versicherten und Lieferanten). Die Rechtsbeziehungen zwischen Krankenkassen und den Lieferanten von Hilfsmitteln wurden dem Privatrecht zugeordnet (s. 5.5.3. Rechtsbeziehungen zwischen Krankenkassen und Lieferanten). Hingegen befinden sich Versicherte mit ihren Krankenkassen in einem öffentlich-rechtlichen Versicherungsverhältnis (s. 5.5.4.1. Mitgliedsarten in einer gesetzlichen Krankenkasse).

Auftretende Produktionsfehler liegen im Verantwortungsbereich des Herstellers. Dies lässt sich auch mit dem durch die Werbung geschaffenen Vertrauen begründen, welches das Kaufverhalten beeinflusst (s. 7.2.1. Ursprünge der Produkthaftung).

Die Herstellerpflichten umfassen die Endproduktkontrolle, die sachgerechte Firmenausstattung und die Überprüfung der Zulieferteile vor der Verarbeitung. Bezogen auf das Personal hat der Hersteller die Belehrungspflicht und er darf nur ausgewähltes Personal beaufsichtigt arbeiten lassen. In der Entwicklung des Notfallassistenten an der FH Frankfurt sind Studenten mit Erstqualifikation unter der Aufsicht von

Professoren tätig. Dies erfüllt meiner Meinung nach die Anforderungen an das Personal.

Nach der Entwicklung müssen bei der Produktion des Notfallassistenten die Unfall-verhütungsvorschriften der Berufsgenossenschaft und der aktuelle Stand der Technik beachtet werden. Nach der Gefahrenabwendungspflicht des Herstellers muss das Produkt (Notfallassistent) zum Zeitpunkt der Inverkehrbringung verkehrssicher sein.

Beauftragt der Hersteller einen Angestellten mit einer Gefahrenabwendungspflicht, so haftet dieser neben dem Hersteller. Da Studenten keine Angestellten sind, kann an dieser Stelle nicht geklärt werden, in welchem Umfang ein Student haften würde.

Ein Ersatzanspruch kann aus dem Produkthaftungsgesetz (ProdHaftG) oder aus dem Bürgerlichen Gesetzbuch (BGB) hergeleitet werden. Der Anspruch auf Schmerzens-geld kann nur aus dem BGB hergeleitet werden.

Es können auch gleichzeitig ein Produkthaftungsanspruch und ein Mangel- Gewähr-leistungsanspruch hergeleitet werden (s. 7. Rechtliche Grundlagen im Schadensfall). Es gibt zwei Möglichkeiten der Haftung. Die deliktische Haftung geht aus einem unerlaubten Handeln z. B. an Rechtsgütern und die vertragliche Haftung aus einem Zuwiderhandeln gegen einen bestehenden Vertrag hervor.

Nimmt ein Rechtsgut Schaden, besteht nach BGB eine Schadenersatzpflicht für materielle Güter. In diesem Zusammenhang muss z.B. durch einen durch den Notfallassistenten entstandenen Sachschaden der ohne Eintritt des Schadens vorherr-schende Zustand hergestellt werden. Es kann aus dem BGB auch ein Schmerzens-geld bei verursachten körperlichen Schäden abgeleitet werden.

Nach der deliktischen Produzentenhaftung im BGB ist jede durch ein fehlerhaftes Produkt geschädigte Person anspruchsberechtigt. Zudem ist eine vorliegende Fahrlässigkeit des Anwenders oder des Lieferanten abzuwägen. Gibt es mehrere Schuldner, kann auch eine Gesamtschuldnerordnung gebildet werden  (s. 7.1.4. Haftungsmöglichkeiten).

Nach dem ProdHaftG muss der Hersteller im Schadensfall den nicht am mobilen Teil des Notfallassistenten (bewegliches Produkt) entstandenen Schaden ersetzen. Als Hersteller des Gesamtproduktes gelten auch die Hersteller eines Teil- oder Endproduktes oder eines Grundstoffes. Auch wer seine Marke, seinen Namen oder unterscheidungskräftige Kennzeichen an einem Produkt (Notfallassistenten) anbringt oder ein Produkt mit wirtschaftlichem Interesse in den europäischen Wirtschaftsraum einführt, wird als Hersteller bezeichnet.

Das den Schaden verursachende Produkt darf nach dem ProdHaftG nur vom Geschädigten für private Zwecke genutzt werden. Der Hersteller haftet nicht, wenn er die gültigen Rechtsvorschriften zum Zeitpunkt der Inverkehrbringung eingehalten hat, sich das Produkt auf dem aktuellen technischen Stand befindet, der Fehler nach dem aktuellen wissenschaftlichen Stand nicht erkennbar war, er das Produkt nicht selbst in Verkehr gebracht hat, der Produktfehler bei der Inverkehrnahme nicht vorhanden war oder das Produkt nicht aus wirtschaftlichen Zwecken in Verkehr gebracht wurde. Letzteres würde für den Notfallassistenten die Entwicklungs- und Erprobungszeit beinhalten.

Es besteht die Möglichkeit der Bildung einer Gesamtschadengemeinschaft mehrerer Hersteller. Nach dem ProdHaftG gibt es kein Schmerzensgeld für immaterielle Schäden (s. 7.2.2. Erläuterungen des Produkthaftungsgesetzes).

Die Abrechnungsgrundlage gegenüber den Krankenkassen stellt für Lieferanten von Hilfsmitteln die ärztliche Verordnung dar. Die in der Leistungspflicht beinhalteten Hilfsmittel sind im Hilfsmittelverzeichnis gelistet. Allerdings hat das Hilfsmittelverzeichnis keine rechtliche Bindewirkung. Der mobile Teil des Notfallassistenten könnte demnach auch ohne Listung von den Kassen ganz oder anteilig übernommen werden. (s. 5.5.4.3. Sachleistungsprinzip). Versicherte sind bei der Inanspruchnahme von Hilfsmitteln zur Leistung von Zuzahlungen verpflichtet. (s. 5.2. Kostenübernahme von Hilfsmitteln durch die Krankenversicherung). Hilfsmittel, wie der mobile Teil des Notfallassistenten, können durch die Krankenkasse auch leihweise überlassen werden (s. 5.3. Leihweise Überlassung von Hilfsmitteln).

Versicherte haben einen Anspruch auf Bezuschussung von „Wohnumfeld verbessernden Maßnahmen“ von der Pflegekasse. Diese könnten für die im Wohnumfeld festinstallierten Teile des Notfallassistenten in Frage kommen (s. 5.4. Hilfsmittel im Zusammenhang mit der Pflegeversicherung).

Den durch den Betrieb des Notfallassistenten entstehenden Nutzen für den Versicherten den entstehenden Nutzungskosten gegenüberzustellen, ist nicht einfach. Die Schwierigkeit besteht in der Messbarkeit des individuellen Nutzens für einen Menschen. Zur Erstellung eines Vergleiches muss allerdings eine Messbarkeit des Nutzens vorhanden sein, um diesen den messbaren Kosten gegenüberzustellen. Der Punkt „Kosten" kann die Entwicklungs-, Anschaffungs- und Betriebskosten beinhalten. Zudem müssen die individuellen Versorgungsgesamtkosten der Menschen ohne Notfallassistenten mit denen derer mit Notfallassistenten gegenübergestellt werden. Auch zu bedenken ist die Frage, ob der Versicherte ohne den Notfallassistenten stationär versorgt werden müsste und sich dadurch Änderungen der Kosten ergeben. Dies kann ich mir unter zu Hilfenahme einer Zeitskala vorstellen (s. 8. Kosten- und Nutzenabwägung).

Da im Rahmen dieser Arbeit keine konkreten Entwicklungskosten des Notfallassistenten und kein konkreter Verkaufspreis ermittelt werden kann, muss eine genaue Kostenaufstellung zurückgestellt werden.

Zur Ermittlung des Nutzens kann die gesundheitsbezogene Lebensqualität mit dem Messinstrument SF-36 Health Survey gemessen werden. Diese Erhebung ist pflegewissenschaftlich umstritten (8.1. Lebensqualität im Zusammenhang mit dem individuellen Nutzen).

Aus ethischer Sicht soll jeder Mensch individuell für sich selbst über Lebensqualität und deren Zumutbarkeit entscheiden. Ein anderer ethischer Punkt ist das Vertrauen des Arztes in die Forschung, dass benötigte Hilfsmittel zur Verfügung stehen und verordnet werden können. Sind technische Hilfsmittel verfügbar und es wird nach Würdigkeit des einzelnen entschieden, so entsteht ein ethischer Konflikt. Gesundheit sollte demnach nicht nach marktwirtschaftlichen Kriterien als Ware gehandelt werden (s. 8.1.1. Technische Lösungen aus ethischer Sicht).

Notwendige und zweckmäßige Gesundheitsleistungen müssen in ausreichender Form erbracht werden. Zudem muss eine ausreichende und zweckmäßige ärztliche Versorgung stattfinden. Demnach sollte die Kasse alles notwendige finanzieren. Es gibt auch die Möglichkeit, eine Einzelfallentscheidung einzuklagen, um ein Hilfsmittel mit geringem therapeutischem Nutzen von der Kasse finanzieren zu lassen. Die Krankenkasse darf den Notfallassistenten als technisches Hilfsmittel nicht aus

Kostengründen ablehnen, solange keine Gleichstellung des Nutzers des Notfallassistenten und eines gesunden Menschen stattgefunden hat (s. 8.2. Wirtschaftlichkeit im Gesundheitswesen). Dies wäre auch eine Möglichkeit, den Notfallassistenten finanziert zu bekommen, falls die Listung im Hilfsmittelverzeichnis abgelehnt wird.

Der Spitzenverband Bund der Krankenkassen erstellt das Hilfsmittelverzeichnis. Der Hersteller muss einen Aufnahmeantrag stellen. Im Fall des Notfallassistenten könnte die FH Frankfurt dies tun. Nun wird eine Aufnahme in eines der Verzeichnisse geprüft. Zur Bestehung dieser Herstellerprüfung muss das Hilfsmittel die Kriterien der Qualität, Funktionstauglichkeit, Sicherheit und des medizinischen oder pflegerischen Nutzens erfüllen. Werden alle Kriterien positiv bewertet wird das Hilfsmittel gelistet (s. 6. Zulassungsverfahren von Hilfsmitteln im GKV-Hilfsmittelverzeichnis).

# 9. Ausblick

Die Fachhochschule Frankfurt führt im Rahmen des Studienganges BaSyS weitere Projekte durch und entwickelt den Notfallassistenten. Es besteht eine Einzelfallvereinbarung zwischen der AOK Hessen und der FH Frankfurt. Die AOK finanziert den Notfallassistenten als Modell für ausgewählte Versicherte in Hessen. Er wird nicht leihweise vergeben. Im Rahmen des Modells fallen keine Eigenanteile oder Zuzahlungen für den Versicherten an.

Als Abrechnungsgrundlage dient eine ärztliche Verordnung für den Notfallassistenten als Hilfsmittel. Zu diesem Zweck werden am Modell beteiligte Hausärzte von der FH Frankfurt geschult. Sie beraten die Versicherten und verordnen bei Bedarf den mobilen Teil des Notfallassistenten. Zudem werden die im Wohnumfeld fest installierten Teile des Notfallassistenten von der Pflegekasse nicht nur bezuschusst, sondern im Rahmen des Modells komplett übernommen. Während der Nutzung des Notfallassistenten entscheidet der Versicherte individuell über seinen eigenen Nutzen durch die Anwendung eines Notfallassistenten. Er hat zu jeder Zeit das Recht, aus dem Modell auszusteigen.

Nach Beendigung des Modells wird der Notfallassistent als zweckmäßige Gesundheitsleistung anerkannt. Die FH Frankfurt stellt einen Aufnahmeantrag, um den mobilen Teil des Notfallassistenten im Hilfsmittelverzeichnis listen zu lassen. Dem Antrag wird entsprochen. Nun ist eine ärztliche Hilfsmittelverordnung leichter durchsetzbar.

Die fest im Wohnumfeld installierten Teile des Notfallassistenten werden als Wohnumfeld verbessernde Maßnahmen von der Pflegekasse bezuschusst. Es wurden Hochrechnungen erstellt, die belegen, dass ambulant versorgte Nutzer des Notfallassistenten mittel- und langfristig für die Kassen weniger Kosten verursachen als stationär versorgte Versicherte. Eine Umfrage der Nutzer des Notfallassistenten ergab, dass ihre Lebensqualität durch dessen Nutzung aus ihrer Sicht angestiegen ist. Mit der Produktion hat die FH Frankfurt eine externe Firma beauftragt. An der Weiterentwicklung des Notfallassistenten ist die FH Frankfurt im Rahmen von Folgeprojekten weiterhin engagiert. An diesen Projekten beteiligen sich auch Ingenieure der Produktionsfirma. Unter der Mitarbeit des Fachbereiches Betriebswirtschaftslehre der FH Frankfurt wurde ein Marketingkonzept entwickelt. In dessen

Rahmen werden Infoveranstaltungen zum Notfallassistenten für Pflegepersonal und Ärzte durchgeführt. Hierbei liegt ein besonderer Schwerpunkt in der Informierung der Hausärzte.

Zur Durchführung des Vertriebes des Notfallassistenten hat sich ein ehemaliger Student der FH Frankfurt selbstständig gemacht. Er beliefert abgebende Sanitätshäuser und an andere Lieferanten.

In Zukunft können technische Lösungen an Wichtigkeit gewinnen. Deshalb muß zu diesem Zeitpunkt begonnen werden mit den Augen der hilfsbedürftigen Menschen von morgen zu schauen.

# 10. Literaturverzeichnis


**Afentakis**, Anja;  (2010), Projektion des Personalbedarfs und
Maier, Tobias  – angebots in Pflegeberufen bis 2025, Statistisches Bundesamt

**Badura**, Bernhard;  (2005), Wege aus der Krise der Versorgungsorganisation, Huber
Iseringhausen, Olaf  Verlag

**Blattner**, Matthias,  (2007), Betriebswirtschaftslehre für Bachelor, Verlag Orell Füssli,
et al.  Zürich

**Bleil,** Jürgen  (2005),
Zulassungs- und Vertragsrecht der Heil- und Hilfsmittellieferanten
im Kranken- und Pflegeversicherungsrecht,
http://deposit.ddb.de/cgi-
bin/dokserv?idn=974330671&dok_var=d1&dok_ext=pdf&filenam
e=974330671.pdf : 02.07.2011

**Breulmann**, Beate  (1998), Die Rechtsbeziehungen im Rahmen der Heil- und Hilfsmit-
telgewährung unter besonderer Berücksichtigung der Rechtsnatur
des Haftungsanspruches bei fehlender Leistungserbringung, Univ.
Bibl. Frankfurt a. Main

**Dettling**, Daniel  (2005), Vom individuellen zum kollektiven Verbraucherschutz,
Verlag Peter Lang

**Dibelius**, Olivia  (2003), Pflegemanagement zwischen Ethik und Ökonomie : eine
europäische Perspektive, Verlag  Schlütersche,  Hannover

**Duden**  (1996), Die deutsche Rechtschreibung, Dudenverlag, Mannheim-
Leipzig-Wien-Zürich

**Duden**  (1966), Fremdwörterbuch, Dudenverlag, Mannheim-Leipzig-Wien-
Zürich

**Duden**  (2006), Wie verfasst man wissenschaftliche Arbeiten, Dudenverlag,
Mannheim-Leipzig-Wien-Zürich

**Eberstein**;  (1991), Einführung in die Grundlagen der Produkthaftung, Verlag
Braunewell  Recht und Wirtschaft, Heidelberg

**Eibach**, Ulrich  (2009), Medizin, Ökonomie und der kranke Mensch : Verlust des
Menschen als Subjekt und der Auftrag kirchlicher Krankenhäuser,
Verlag Lambertus

**Feger**, Juliane  (1990), Darbietung und Produktfehler, Verlag VVW Karlsruhe

**Gebistorf**, Liliane  (2004), Preisgestaltung für private Finanzplanung, Verlag Haupt,
Bern-Stuttgart-Wien

**Geyer**, Helmut  (2007), BWL kompakt, Haufe Verlag, Planegg b. München

| | |
|---|---|
| **Gethmann-Siefert**, Annemarie | (2011) , Ökonomie und Medizinethik, Verlag Fink, München |
| **GKV-Spitzenverband:** | Antragsverfahren, http://www.gkv-spitzenverband.de/Antragsverfahren_Hilfsmittel.gkvnet :06.07.2011 |
| **Gsell**, Beate | (2003), Substanzverletzung und Herstellung, Verlag Mohr Siebeck |
| **Janssen**, Gaby | (2004), Betriebssicherheits- Management nach BetrSichV, Verlag Economica |
| **Klie**, Thomas; Buhl, Anke; Enzian, Hildegard; Schmidt, Roland | (2003), Entwicklungslinien im Gesundheits- und Pflegewesen, Mabuse-Verla |
| **Kraas**, Maja | (2004), Produkthaftung und Warnhinweise, Verlag Peter Lang |
| **Kuhlmann**, Hans Josef | (1993), Aktuelle Rechtsfragen der Produkthaftpflicht, 4. Auflage, Verlag Kommunikationsforum GmbH, Köln |
| **Leitherer**, Stephan | (2011), Kasseler Kommentar Sozialversicherungsrecht, Band 1, Verlag C. H. Beck, München |
| **Löschner**, Ramin | (2004), Mehrere Produkthaftpflichtige und Mitverschulden des Geschädigten, Verlag Versicherungswirtschaft GmbH, Karlsruhe |
| **Lohmann**, Heinz | (2004), Mut zum Wandel, Verlag Bibliomed, Melsungen |
| **Matys** | Erwin (2005), Praxishandbuch Produktmanagement, Verlag Campus, Frankfurt und New York |
| **Nagle**, Thomas, et al. | (1998), Pricing Praxis der optimalen Preisfindung, Verlag Springer, Berlin-Heidelberg-New York-Barcelona-Budapest-Hongkong-London-Mailand-Paris-Santa Clara-Singapur-Tokio |
| **Pepels**, Werner | (1998), Einführung in das Preismanagement, Verlag Oldenbourg, München und Wien |
| **Pöltner**, Günther | (2006), Grundkurs Medizin-Ethik, Verlag Facultas, Wien |
| **Rühl**, Andreas | (1990), Gesundheitssicherung und demographische Entwicklung, Verlag Peter Lang |
| **Rosenthal**, Frank | (1994), Leistungserbringer von Heil- und Hilfsmitteln und Krankenkassen, Asgard-Verlag, Sankt Augustin |
| **Rosenthal**, Frank | (2003), Die Leistungserbringung von Heilmitteln, Verlag Hippe, Sankt Augustin |

**Sachverständigenrat für die Konzentrierte Aktion im Gesundheitswesen** (1996), Gesundheitswesen in Deutschland, Band I

**Schildmann**, Jan (2006), Entscheidungen am Lebensende in der modernen Medizin : Ethik, Recht, Ökonomie und Klinik, Verlag Lit, Berlin

**Schlichting**, Mathias P. (1992), Gesetzliche und vertragliche Haftung bei unternehmerisch tätigen Gesellschaften bürgerlichen Rechts, Verlag Lang, Frankfurt am Main

**Schmidt**, Eike; Brüggemeier, Gert (2006), Grundkurs Zivielrecht, 7. Auflage, Verlag Luchterhand

**Schwab**; Löhring (2010), Einführung in das Zivilrecht, 18. Auflage, Verlag C.F.Müller

**Trenczek**, Thomas; Tammen, Britta; Behlert, Wolfgang (2008), Grundzüge des Rechts, Ernst Reinhardt Verlag, München

**Umbach**, Dieter C (2005), Vom individuellen zum kollektiven Verbraucherschutz : amerikanische "class action", europäische Produkthaftung und deutsches Rechtssystem, Verlag Lang, Frankfurt am Main

**von Deylen** (2010), Die deliktische Haftung juristischer Personen nach deutschem, französischem und englischem Recht, Verlag Peter Lang

**Wandt** Kommentar EG-Richtlinie, Band 2, Broschüre 21 Rn. 4

**Wehkamp**, Karl-Heinz (2004), Die Ethik der Heilberufe und die Herausforderungen der Ökonomie, Verlag Humanitas, Dortmund

**Weismantel**, Christian (2008), Die Problematik der rettungsdienstlichen Notkompetenz aus rechtlicher Sicht, Verlag Grin, Norderstedt

**Wied**, Susanne; Warmbrunn, Angelika (2003), Pschyrembel Wörterbuch Pflege, Verlag Walter de Gruyter, Berlin und New York

**Williams**, Bernard (1978), Der Begriff Moral, Verlag Reclam, Stuttgart

**Zimmermann**, Doris (2008), Entwicklungstendenzen im Gesundheitswesen, Verlag VAS, Waldkirchen

# 11. Abkürzungsverzeichnis

BayObLG   = Bayrische Oberste Landesgericht

BGB       = Bürgerliches Gesetzbuch

BGH       = Bundesgerichtshof

BGHZ      = Entscheidung des Bundesgerichtshofs in Zivilsachen

BSG       = Bundessozialgericht

BSGE      = Entscheidung des Bundessozialgerichtes

FH        = Fachhochschule

GKV       = Gesetzliche Krankenversicherung

GRG       = Gesundheits-Reformgesetz

KVG       = Krankenversicherungsgesetz

MDK       = Medizinischer Dienst der Krankenversicherung

NA        = Notfallassistent

ProdHaftG = Produkthaftungsgesetz

RVO       = Reichsversicherungsordnung

SGB       = Sozialgesetzbuch

WHO       = World Health Organization

ZO-Ärzte  = Zulassungsverordnung für Vertragsärzte

# 12. Anlagenverzeichnis

**Nr.**

# 13. Anlagen

## Anlage 01

| Datenbank | Suchbegriff | Treffer | verwendet | ausgewählte Einstellungen | Suchart: | verwendeter Titel |
|---|---|---|---|---|---|---|
| Frankfurter Kataloge (FRANKA) | Entwicklung Gesundheitssystem | 53 | 2 | **Datenbanken:** UNI Frankfurt, FH Frankfurt, RETRO: Zettelkatalog UNI, Stadtbücherei Frankfurt | freie Suche | **>Gesundheitssicherung und demographische Entwicklung >Mut zum Wandel** |
| | demographischer Wandel Gesundheitssystem | 8 | 0 | | | kein |
| | Zivilrecht Haftungsrecht | 20 | 1 | | | **>Deliktsrecht** |
| | Hilfsmittel | 106 | | | | **> Zulassungs- und Vertragsrecht der Heil- und Hilfsmittellieferanten im Kranken- und Pflegeversicherungs-recht** |
| | Medizin Ethik | 178 | 1 | | | **Grundkurs Medizin-Ethik** |

| Datenbank | Suchbegriff | Treffer | verwendet | ausgewählte Einstellungen | Suchart: | verwendeter Titel |
|---|---|---|---|---|---|---|
| Frankfurter Kataloge (FRANKA) | Haftungsrecht bürgerliches Gesetzbuch | 9 | 2 | | | >Einführung in das Zivilrecht<br>>Die deliktische Haftung juristischer Personen nach deutschem, französischem und englischem Recht |
| | Preispolitik | 578 | 0 | | | keine |
| | Produkthaftung | 330 | 3 | | | > Aktuelle Rechtsfragen der Produkthaftpflicht<br>>Einführung in die Grundlagen der Produkthaftung<br>>Mehrere Produkthaftpflichtige und Mitverschulden des Geschädigten |
| | Ökonomie Medizinethik | 13 | 0 | | | keine |

| Datenbank | Suchbegriff | Treffer | verwendet | ausgewählte Einstellungen | Suchart: | verwendeter Titel |
| --- | --- | --- | --- | --- | --- | --- |
| Frankfurter Kataloge (FRANKA) | Hilfsmittel Vertragsrecht | 5 | 3 | **Datenbanken:** UNI Frankfurt, FH Frankfurt, RETRO: Zettelkatalog UNI, Stadtbücherei Frankfurt | freie Suche | > Zulassungs- und Vertragsrecht der Heil- und Hilfsmittellieferanten im Kranken- und Pflegeversicherungsrecht [Elektronische Ressource] > Die Rechtsbeziehungen im Rahmen der Heil- und Hilfsmittelgewährung unter besonderer Berücksichtigung der Rechtsnatur des Haftungsanspruchs bei fehlerhafter Leistungserbringung > Leistungserbringer von Heil- und Hilfsmitteln und Krankenkassen |

| Datenbank | Suchbegriff | Treffer | verwendet | ausgewählte Einstellungen | Suchart: | verwendeter Titel |
|---|---|---|---|---|---|---|
| DIMDI | Entwicklung Gesundheitssystem | 529 | 0 | Datenbankvorauswahl | einfache Suche | keine |
| | demographischer Wandel Gesundheitssystem | 78 | 0 | | | |
| | Hilfsmittel Vertragsrecht | 4 | 0 | | | |
| | Medizin Ethik | 2642 | 0 | | | |
| | Ökonomie Medizinethik | 11 | 0 | kein Filter | | |
| | Zivilrecht Haftungsrecht | 2 | 0 | | | |
| | Hilfsmittel | 2073 | 0 | | | |
| | Haftungsrecht bürgerliches Gesetzbuch | 1 | 0 | | | |
| | Preispolitik | 32 | 0 | | | |
| | Produkthaftung | 15 | 0 | | | |

| Datenbank | Suchbegriff | Treffer | verwendet | ausgewählte Einstellungen | Suchart: | verwendeter Titel |
|---|---|---|---|---|---|---|
| SCIRUS | Entwicklung Gesundheitssystem | 262 | 0 | | | |
| | demographischer Wandel Gesundheitssystem | 3 | 0 | Abstracts, Books | freie Suche | keine |
| | Hilfsmittel Vertragsrecht | 244 | 0 | Articles | | |
| | Medizin Ethik | 766 | 0 | Journals - All | | |
| | Ökonomie Medizinethik | 889 | 0 | Preffered Web | | |
| | Zivilrecht Haftungsrecht | 817 | 0 | bis 2012 | | |
| | Hilfsmittel | 930 | 0 | | | |
| | Haftungsrecht bürgerliches Gesetzbuch | 367 | 0 | | | |
| | Preispolitik | 373 | 0 | | | |
| | Produkthaftung | 988 | 0 | | | |

| Datenbank | Suchbegriff | Treffer | verwendet | ausgewählte Einstellungen | Suchart: | verwendeter Titel |
|---|---|---|---|---|---|---|
| REHADAT | Hilfsmittel | 1486 | 0 | Recht, Suche nach Urteilen | einfache Suche | keine |

| Datenbank | Suchbegriff | Treffer | verwendet | ausgewählte Einstellungen | Suchart: | verwendeter Datenbank |
|---|---|---|---|---|---|---|
| DBIS FH F | Hilfsmittel | 23 | 0 | Rechtswissenschaft | schnelle Suche | keine |

| Datenbank | Suchbegriff | Treffer | verwendet | ausgewählte Einstellungen | Suchart: | verwendeter Titel |
|---|---|---|---|---|---|---|
| destatis - Statistisches Bundesamt | demographischer Wandel Gesundheitssystem | 9 | 0 | keine | einfache Suche | keine |
|  | Fachkräftemangel Pflege | 4 | 1 |  |  | >Projektionen des Personalbedarfs und -angebots in Pflegeberufen bis 2025 |

| Datenbank | Suchbegriff | Treffer | verwendet | ausgewählte Einstellungen | Suchart: | verwendeter Titel |
|---|---|---|---|---|---|---|
| MEDPILOT | Entwicklung Gesundheitssystem | 37453 | 0 | keine | freie Suche | keine |
| | demographischer Wandel Gesundheitssystem | 43 | 1 | | | |
| | Hilfsmittel Vertragsrecht | 283 | 0 | | | |
| | Medizin Ethik | 49675 | 0 | | | |
| | Ökonomie Medizinethik | 1857 | 0 | | | |
| | Zivilrecht Haftungsrecht | 666 | 0 | | | |
| | Hilfsmittel | 181216 | 0 | | | |
| | Preispolitik | 2066 | 0 | | | |
| | Produkthaftung | 8331 | 0 | | | |
| | Haftungsrecht bürgerliches Gesetzbuch | 204 | 0 | | | |